제2판

생명윤리와 법의 이해

박수헌 지음

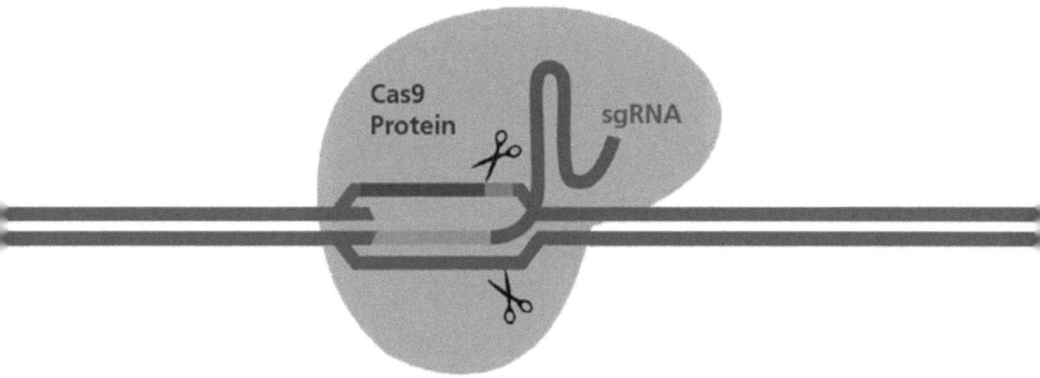

제 2 판 서문

빠르게 발전하는 의생명과학기술에 보조를 맞춘 생명윤리와 법의 변화를 반영하고 초판의 오류 정정 및 빠뜨린 부분의 보완 필요성에 따라 제 2 판을 출간하게 되었다. 제 2 판은 초판의 골격은 그대로 유지하면서 다음 사항들을 중점적으로 추가·보완하였다.

첫째, 생명윤리와 법의 해석과 적용에 있어서 야기되고 있는 새로운 쟁점들을 소개하였다. 이것은 주로 인간의 유전자와 관련한 이슈(유전자가위를 이용한 유전자편집 기술, 유전자치료제, DTC 유전자검사 등)와 줄기세포를 이용한 재생의료와 관련한 이슈로 인한 것이다. 재생의료와 관련하여 미국의 「21세기 치료법」과 우리의 「첨단재생의료 및 첨단바이오의약품 안전 및 지원에 관한 법률」(약칭: 첨단재생바이오법)을 추가하였다. 또한, 합성생물학(synthetic biology)으로 인해 발생할 수 있는 인간에 대한 윤리와 안전 문제를 생명윤리의 범주에 포함시켜 생명윤리의 범주가 의생명과학기술의 발전에 따라 확장성을 가질 수 있다는 것을 나타내었다.

둘째, 전통적 생명윤리 영역에 해당하는 낙태 및 보조생식술과 관련하여 형법상 자기낙태죄 조항을 헌법불합치로 결정한 헌법재판소 판례, 친생추정에 관한 외관설을 재확인한 대법원 판례, 여성의 낙태 클리닉 접근권을 제한하는 법률은 여성에게 '부당한 부담'이 되어 위헌이라는 미국 연방대법원 판례를 추가로 수록하였다.

셋째, 국가생명윤리심의위원회의 '생명존중선언문', 인간게놈의 연구와 응용 및 유전정보 보호와 관련한 국제윤리기준, 유전자결정론, DTC 유전자검사, 「호스피스·완화의료 및 임종과정에 있는 환자의 연명의료결정에 관한 법률」(약칭: 연명의료결정법)의 개정부분, 뇌중심주의와 뇌신경 윤리기준 마련의 필요성, 무뇌아를 장기기증의 원천으로 삼는 것에 대한 찬반 논의 등에 관한 내용을 보충 및 추가하였다.

초판의 내용을 비교적 많이 수정하고 새롭게 추가하였음에도 불구하고 제 2 판 서문을 쓰고 있는 지금도 의생명과학기술은 이전과는 다른 발전을 보여주고 있으며, 이로 인해 생명윤리와 법에도 변화를 야기시키고 있음을 인정하지 않을 수 없다. 제 2 판이 최근의 의생명과학기술을 반영한 생명윤리와 법에 대해 독자들의 이해를 돕는 데 조금이라도 도움이 되길 바란다.

2020. 1. 10

서 문

매일 아침 눈을 뜨면 새로운 의생명과학기술(biomedical science & technology)이 우리 옆에 다가와 있음을 알 수 있다. 예컨대, 유전자가위 기술을 이용하여 고장난 유전자를 고치는 것뿐만 아니라 한 걸음 더 나아가 DNA의 염기서열만 바꾸어 유전질환을 치료할 수 있는 신기술이 개발되었으니 당장이라도 환자에게 적용하여 치료할 수 있도록 해야 한다고 일각에서는 주장하기도 한다. 그렇다면 우리의 생명과 신체뿐만 아니라 우리의 자손에게도 영향을 미칠 수 있는 이러한 신기술을 무자정 적용해서 연구하고 치료해야만 하는 것일까? 환자가 원하기만 하면 이 신기술을 치료용으로 사용할 수 있겠는가? 아니면 아직 이러한 신기술의 위험성이 밝혀지지 않았기 때문에 그것이 안전하다는 증거가 확보될 때까지 미루어야 할까?

이러한 첨단 의생명과학기술이 우리의 생명과 신체에 미치는 영향과 관련된 생명윤리와 법적 문제뿐만 아니라 전통적으로 우리의 생명과 신체에 관련된 생명윤리와 법적 문제에 대한 관심을 유발하고, 그 대응 방안을 제시하여 생명의 존엄성과 신체에 대한 자기결정권의 중요성을 알려줄 목적으로 이 책을 집필하였다. 또한, 실제 생활에서 직면하는 생명윤리 문제(예컨대, 낙태, 대리모, 안락사, 의사조력자살, 무의미한 연명치료, 호스피스, 복제인간, 유전자검사 및 유전자치료, 장기이식 및 이종이식 등)를 해결하는 데 법이 어떠한 역할을 하는가에 대한 내용을 담은 기본서의 필요성도 느껴 이 책을 발간하게 되었다.

이 책이 생명윤리와 법과의 관계를 다루는 기본서로서 기능할 수 있도록 다음 사항에 중점을 두었다. 첫째, 의생명과학의 최신 발전사항에 대한 생명윤리와 법의 문제를 다루었다. 예컨대, 크리스퍼 유전자가위를 이용한 유전자 편집기술, 미토콘드리아 유전질환을 예방하기 위한 세부모 아기, 체세포복제배아줄기세포를 이용한 재생의료, 돼지 장기를 사람에게 이식하는 이종이식 등의 생명윤리는 무엇이고 이 영역에서 법은 어떠한 역할을 할 수 있는지를 살펴보았다.

둘째, 생명윤리문제를 법이 어떻게 판단하고 해결하는지를 알 수 있도록 국내외 법률과 판례를 알기 쉽게 소개하였다. 예컨대, 인공호흡기를 제거하여 무의미한 연명치료를 중단할 수 있도록 한 세계 최초의 판례인 미국의 카렌 퀸란 사건과 우리나라 최초의 판례인 김할머니 사건, 미국의 존엄사법과 우리나라의 환자연명의료결정법, 체세포복제배아연구의 허용 여부에 관한 생명윤리와 법, 유전자조작의 허용 여부에 관한 생명윤리와 법 등을 다루었다.

셋째, 생명윤리는 한 나라의 문화, 법, 제도 등에 관련되는 것으로 각국이 달리 취급하고 그 법적 해결방안도 다르다는 사실을 서술하였다. 예컨대, 대리모 계약의 경우 우리는 사회상규에 반하는 행위로 무효로 보지만 인도와 같은 나라에서는 법으로 허용하고 있고, 미국은 각 주별로 대리모 허용 여부를 달리 결정하고 있다. 또한, 낙태의 경우에도 미국은 이를 허용하고 있지만 우리는 법으로 이를 금지하고 있다.

넷째, 생명윤리와 법이 의생명과학에 대한 장애물이 아니라 적절한 견제작용을 함으로써 의생명과학의 발전을 도울 수 있는 합리적 생명윤리와 법이 존재할 수 있다는 것을 나타내고자 하였다. 눈부시게 발전하는 의생명과학 영역에서 생명윤리와 법이 언제까지나 뒷북을 칠 수만은 없지 않겠는가.

다섯째, 생명윤리와 법의 문제를 좀 더 이해하기 쉽고 친숙해질 수 있도록 관련 동영상(영화 포함)을 참고문헌에서 소개하였다.

이 책은 총 9장으로 구성되어 있다. 1장 생명윤리와 법에서는 생명윤리의 개념, 생명윤리와 법의 관계, 생명윤리 관련 국제윤리기준과 법 등을 이해하고, 현재 사회에서 의생명과학의 발전이 생명, 신체 및 삶의 질에 미치는 영향을 생명윤리적·법적 관점에서 인식하고 판단하기 위한 내용을 기술하였다.

2장 우생학과 새로운 우생학에서는 우생학의 발생 및 의의, 우생학 실현을 위한 수단으로 사용된 우량아 선발대회 및 강제불임에 대한 국내외 사례, 유전공학의 발전으로 종전의 우생학과는 다른 유형의 우생학인 새로운 우생학의 등장, 우생학과 새로운 우생학의 생명윤리와 법적 문제를 이해하기 위한 내용을 기술하였다.

3장 유전자검사와 유전자조작에서는 유전자 관련 개념, 유전자검사와 산전 진단 및 착상 전 진단, 유전자검사와 우생학, 유전정보의 사용과 이에 따른 차별의 위험성, 유전자치료제 개발과 제시 겔싱어 사건, 유전자변형 기술과 유전자가위 기술의 사용, 맞춤형 아기, 인간의 배아 및 DNA 편집 등 유전자조작에 따른 생명윤리 및 법적 문제 등 현대 유전자 시대를 살아가는 데 필요한 생명윤리와 법적 문제를 이해할 수 있도록 기술하였다.

4장 줄기세포와 인간복제 및 재생의료에서는 배아는 생명체인가 아니면 세포덩어리인가에 관한 배아의 지위 문제, 줄기세포의 개념, 종류 및 분화능력, 배아 및 배아줄기세포의 개념, 배아복제 및 연구, 그리고 줄기세포 연구 및 치료 등의 생명윤리와 법적 문제에 관한 내용을 기술하였다. 이에 더하여 복제양 돌리 사례와 인간복제 문제와 재생의료에 관한 내용을 기술하였다.

5장 보조생식술과 대리모에서는 인공수정(AI), 체외수정(IVF)과 세부모 아기를 포함하는 보조생식술의 개념, 인류 최초의 시험관 아기인 루이스 브라운 사례, 세부모 아기, 냉동 배아와 사후 출산의 문제를 검토하여 보조생식술의 생명윤리 및 법적 문제를 이해하고 대리모의 생명윤리 및 법적 문제를 이해할 수 있도록 기술하였다.

6장 안락사와 의사조력자살에서는 무의미한 연명치료의 중단과 안락사와의 관계, 의사조력자살과 안락사와의 관계, 안락사의 유형, 의사조력자살에 관한 우리와 미국의 법과 판례, 죽음의 의사인 잭 케보키언 사례, 최근에 급증하고 있는 안락사 여행 등을 고찰하여 안락사와 의사조력자살의 생명윤리 및 법적 문제를 이해할 수 있도록 기술하였다.

7장 무의미한 연명치료의 중단에서는 의료기술의 발전으로 생명유지장치를 통한 생명의 연장에 있어서 생의 마감에 대한 결정 문제, 미국의 퀸란 사건 · 크루잔 사건 · 샤이보 사건 · 부비아 사건과 우리의 김할머니 사건, 사전의료지시와 환자연명의료결정법 등의 검토를 통해 무의미한 연명장치를 누가 · 언제 · 어떻게 제거할 수 있겠는가, 환자의 자기결정권만 있으면 연명장치의 제거는 가능하겠는가 등에 관한 생명윤리와 법의 문제를 이해할 수 있도록 기술하였다.

8장 인공임신중절(낙태)에서는 낙태의 역사, 낙태의 허용 여부에 관한 찬반 논란, 태아 기형 시 낙태를 허용할 것인지 여부, 낙태가 정당화될 수 있는 유형, 낙태 관련 국내외 법과 판례, 미혼모와 낙태, 원치 않은 생명(wrongful life)과 원치 않은 출생(wrongful birth) 등에 관한 내용을 고찰하여 생명존중의 의미와 낙태 간 상호관계를 이해할 수 있도록 기술하였다.

9장 죽음의 기준과 장기이식 및 이종이식에서는 전통적인 죽음의 기준인 심폐사와 장기이식을 위한 죽음의 기준인 뇌사와의 구분, 장기기증의 생명윤리 및 법 관련 문제, 뇌사판정과 장기기증 절차 등의 법적 문제, 죽음의 의학적·법적 기준과 그 의의 및 장기기증과 장기이식의 생명윤리와 법적 문제를 이해하고 돼지 장기를 사람에게 이식하는 이종이식(xenotransplantation)을 이해할 수 있도록 기술하였다.

의생명과학기술의 눈부신 발전 속에서 생명과 신체를 스스로 지킬 수 있도록 생명윤리와 법에 대한 이해를 높이는 데 이 책이 조금이라도 도움이 되길 바란다.

2018. 1. 5

차 례

제 8 장 인공임신중절(낙태)

제 9 장 죽음의 기준과 장기이식 및 이종이식

제 1 장

생명윤리와 법

- 생명윤리의 개념, 생명윤리와 법의 관계, 생명윤리 관련 국제윤리기준과 법 등을 이해
- 현재 사회에서 의생명과학의 발전이 생명, 신체 및 삶의 질에 미치는 영향을 생명윤리적·법적 관점에서 인식하고 판단하기 위한 내용을 이해

1. 생명윤리(Bioethics)란?

의생명과학의 발전이 과학 그 자체의 발전만을 위해서 맹목적으로 행해지는 것이 아니라 사회 구성원들의 생명과 신체에 영향을 미칠 때, 인간답게 살 수 있도록 또는 인간답게 죽음을 맞이할 수 있도록 인간으로서의 존엄성을 보장해 주는 최소한의 사회규범이 바로 생명윤리이다. 생명윤리는 "생물학 지식과 인간의 가치체계에 대한 지식을 결합한 새로운 학문분야"(1970년, 포터) 또는 "의학 및 생물과학의 윤리적 차원에 관한 연구"(1972년, 라이히)라 정의되기도 한다. 그리고 생명윤리는 1974년에 미국 국회도서관이 "Bioethics"를 주제어로 공식 채택함으로써 "현대 의학과 생명과학의 발전이 인간의 생명에 대해 야기하는 다양한 문제들에 대한 윤리적 탐구를 연구하는 분야"를 지칭하는 용어로서 확실한 의미를 가지게 되었다.[1]

이러한 생명윤리는 합성생물학(synthetic biology) – 생명과학적 이해의 바탕에 공학적 관점을 도입한 학문으로 자연세계에 존재하지 않는 생물 구성요소와 시스템을 설계·제작하거나 자연세계에 존재하는 생물 시스템을 재설계·제작하는 두 가지 분야를 포괄 – 의 등장으로 그 범위가 넓어졌다. 크레이그 벤터 연구소가 2010년 5월 최초로 인공세포를 합성하는 데 성공하자, 미국 대통령 생명윤리자문위원회는 2010년 12월에 「새로운 방향 – 합성생물학과 첨단기술의 윤리」(New Directions–The Ethics of Synthetic Biology and Emerging

---

* 주는 이 책 231면 이하(참고문헌)에 있음.

Technologies)란 보고서를 발간하여 합성생물학의 일반 공중에 대한 잠재적 이득과 위험에 관한 고찰을 미래에도 유지할 것을 권고하였다. 무엇보다도 "신중한 감시(prudent vigilance)에 근거한 책임있는 관리(responsible stewardship)"를 합성생물학의 사회적 함의를 고려한 거버넌스로 내세운다. "신중한 감시에 근거한 책임있는 관리"는 위험에 기반한 접근법에 따른 증거에 기반한 의사결정으로서 위험 분석 실행, 충분한 감시, 책임성, 위험 최소화, 투명성을 보장하는 후속적 행동 계획의 정립 등에 의해 달성될 수 있다. 그렇지만, 그러한 거버넌스에 가장 적합한 도덕적 원칙에 관해서는 어떠한 합의도 하지 않았다.

생명윤리에 대한 이러한 인식과 이해를 통해 사회 구성원들은 자신의 생명과 신체에 대한 스스로의 결정권과 통제권을 가질 수 있다. 나다니엘 컴퍼트는《완벽한 인간의 과학》에서 "생체의학과 건강산업이 일상에서 점차 중요해지면서 새롭고 강력한 생체의학 지식으로부터 혜택을 얻기 위해 건전한 회의주의가 삶의 필수요소이고, 타인의 이익을 위해 희생되지 않도록 하기 위해 환자와 소비자로서 현명하게 지식을 넓혀야 한다"고 하였는데,[2] 이것이 바로 사회 구성원들이 생명윤리에 대해 알아야 하는 필요성을 단적으로 보여주는 것이라 하겠다.

생명윤리에 관한 연구는 우리나라의 국가생명윤리정책원(Korea National Institute for Bioethics Policy)[3]을 비롯하여 미국의 헤이스팅스 생명윤리연구소(The Hastings Center for Bioethics)[4]와 케네디 윤리연구소(The Kennedy Institute of Ethics)[5] 등에서 활발히 이루어지고 있

으며, 다양한 분야를 전공한 학자들의 참여와 협력에 힘입어 발전하고 있다. 또한, 우리나라는 대통령 소속의 국가생명윤리심의위원회를 설치하여 생명윤리의 사회적 영향력에 대해 심도있는 논의와 합의를 할 수 있도록 「생명윤리 및 안전에 관한 법률」에서 규정해 두고 있다.

2. 생명윤리의 일반원리

생명윤리의 영역에는 의학과 생명과학의 대상이 되는 개인의 인간으로서의 존엄성과 권리를 보장하기 위해 일반적이고 공통적으로 적용되는 원리가 존재하는 바, 이를 '생명윤리의 일반원리'라 한다. 뷔첨과 칠드레스가 《생명의료윤리의 원리들》에서 ① 자율성 존중의 원리, ② 해악 금지의 원리, ③ 선행의 원리, ④ 정의의 원리 등 4가지 원리를 소개한 이후로 이것이 생명윤리의 일반원리로 널리 받아들여졌다.

(1) 자율성 존중의 원리 (Principle of Respect for Autonomy)

자율성 존중의 원리는 생명윤리에서 개인의 의사를 중요시한다는 뜻으로, 스스로의 의사에 의해 자신의 일을 결정한다는 것을 의미한다. 개인의 자율성이 존중되는 이유는 각 개인은 그 자체로 존엄한 존재라는 것을 기본적인 가치로 전제하기 때문이다. 따라서 개인은 수단으로 취급될 수 없으며 개인의 자유는 보호받아야 한다. 칸트의 "인간존중이란 개인이 자율성을 갖춘 존재로 대우받아야 하며, 그들을 어떤 목적을 위한 수단으로 사용해서는 안된다"는 명제가 자율성 존중의 원리를 정확히 표현하고 있다. 자율성 존중의 원리는 생명윤리 영역에서 개인의 충분한 정보에 의한 동의의 제공에 의해 구현되고, 충분한 정보에 의한 동의는 정보/이해력/자발성(다른 사람의 영향이나 통제로부터의 자유)을 그 내용으로 한다.

충분한 정보에 의한 동의를 통한 자율성 존중의 원리는, 예컨대 ① 연명장치의 제거나 유지의 결정을 내려야 할 당사자가 식물인간 상태로 되어 스스로 결정을 내릴 수 있는 의사능력을 상실한 경우, ② 배아줄기세포연구를 위해 배아를 기증하는 기증자의 경우, ③ 유전자치료연구에 연구대상자로 참여할 것인지 여부의 결정을 위한 경우, ④ 인간대상연구에 연구대상자로 참여할 것인지 여부의 결정을 위한 경우와 같은 생명윤리 영역에 있어서 당사자의 자발적 의사 여부를 어떻게 확인하고 존중할 것인지의 문제이다.

[충분한 정보에 의한 동의 (Informed Consent)][6]

• 충분한 정보에 의한 동의란, 의료행위의 경우에는 의사가, 연구행위의 경우에는 연구자가 환자 및 연구대상자에게 치료 및 연구와 관련한 모든 정보를 상대방이 알기 쉬운 용어로 상세히 제공해야 하고, 상대방은 이 정보를 이해하고 강요나 부당한 영향을 받지 않고 자발적으로 치료를 받든 연구에 참여하든 결정하는 환자 및 연구대상자가 의사 및 연구자에게 제공하는 의사표시를 말한다. 그러나 충분한 정보에 의한 동의는, 예컨대 의사와 환자의 관계에서 ① 환자 고유의 가치를 반영하는 데 있어서 법과 생명윤리 간 차이가 있다는 점, ② 도덕적 의무를 법제화함으로써 법이 윤리를 어떻게 과소평가할 수 있는지를 보여줄 수 있다는

점, ③ 의사-환자 간 상호작용에 관료적 또는 대립적 요소를 도입함으로써 협력적 의사결정을 침해할 수 있다는 점에서 법과 윤리의 불일치를 나타내기도 한다. ①의 경우, 의사는 환자로 하여금 자신의 고유의 가치를 반영하는 치료 선택을 하도록 할 수 있게 하는 데 필요한 모든 정보를 제공하는 것이 생명윤리의 입장이지만, 법은 객관적 공개기준에 의존하기 때문에 의사로 하여금 환자 고유의 모든 정보를 제공할 필요성을 요구하지는 않는다. ②의 경우, 책임회피를 위해서 의사는 – 형사가 범죄 피의자에게 미란다원칙을 말하는 것처럼 – 일련의 기계적인 경고를 전달함으로써 중요한 치료정보를 공개하도록 하는 의무를 충족시킬 수는 있겠지만, 이것은 의사가 자신의 환자가 자율적인 치료결정을 내리도록 돕도록 하는 윤리적 이상과는 훨씬 동떨어져 있는 것이다.

• **쉴렌도르프 대 뉴욕 병원협회 사건** (Schloendorff *v.* Society of N. Y. Hospital (105 NE 92, NY 1914)) – 의료행위에 있어서 환자의 충분한 정보에 의한 동의가 없는 경우 의사의 의료행위는 상해죄에 해당한다고 하여 충분한 정보에 의한 동의라는 개념을 불법행위책임인 법학 분야에 도입하게 된 사건이다.

1908년 메리 쉴렌도르프는 위장의 통증을 치료하기 위해 뉴욕병원에 입원하였고 종양이 있다고 진단받았다. 메리는 수술받는 것은 거절하였지만 마취 상태에서 검사를 받는 것에는 동의하였다. 그런데, 의사는 종양을 제거하는 수술을 하였고 그 후 메리는 왼쪽 팔에 괴사가 생겨 손가락 몇 개를 절단하게 되었다. 메리는 수술 후유증이라 여겨 소송을 제기하였다. 이에 법원은 원고인 메리가 동의하지 않은 수술은 의료상해에 해당한다고 판시하였다.

벤자민 카도조 대법관은 "성년이고 건전한 정신을 가진 모든 사람은 자신의 신체에 대해 행해질 것에 대한 결정권을 가진다. 환자의 동의 없이 수술을 하는 의사는 손해배상책임을 지게 된다. 환자가 의식이 없거나 동의를 획득할 수 있기 전에 수술하는 것이 필요한 응급상황에서만 예외가 인정된다."고 하였다.

• 터스키기 매독연구

1932년부터 1972년까지 약 40년간 미국 보건당국이 행한 미국 앨라배마주 터스키기 지역에 거주하는 매독에 걸린 흑인을 치료하지 않고 그냥 방치했을 때 매독이 어떻게 진행되는지 그 과정을 관찰한 것으로, 자율성 존중의 원리 중 핵심인 충분한 정보에 의한 동의가 생명윤리에 있어서 얼마나 중요한 것인지를 여실히 보여주는 대표적 사례이다. 동시에 이 터스키기 매독연구는 과학이라는 이름으로 행해진 인종차별의 극한을 볼 수 있는 끔찍한 사례이기도 하다. 터스키기 매독연구는 1979년에 생명윤리 관련 국제윤리기준인 벨몬트 보고서(Belmont Report) 발간과 기관생명윤리위원회(Institutional Review Board, IRB) 설치 의무의 계기가 되었다.[7]

• 「생명윤리와 인권에 관한 보편선언」

제5조 자율성과 개인의 책임

자신의 결정에 책임을 지고 타인의 자율성을 존중하는 한, 자율적인 결정을 할 수 있는 사람의 자율성은 존중되어야 하고, 자율성을 행사할 수 없는 사람들의 권익을 보호하기 위한 특별한 조치도 취해져야 한다.

제6조 동의

a) 예방, 진단, 치료를 위한 의료행위는 당사자가 사전에 충분한 정보를 바탕으로 인지하고 자유롭게 동의할 경우에만 행할 수

있다. 동의는 명백하게 표현되어야 하고, 당사자에 의해 어떠한 이유에서든 불이익이나 편견 없이 언제든지 철회될 수 있다.

b) 과학적 연구는 당사자가 사전에 명백히 잘 알고서 자유롭게 동의할 경우에만 행할 수 있다. 정보는 적절해야 하고 이해하기 쉬운 형식으로 제공되어야 하며 동의 철회를 위한 방법을 포함해야 한다. 동의는 어떠한 이유에서든 불이익이나 편견 없이 언제든지 철회될 수 있다.

• 「생명윤리 및 안전에 관한 법률」

제3조 제1항: 이 법에서 규율하는 행위들은 인간의 존엄과 가치를 침해하는 방식으로 하여서는 아니되며, 연구대상자 등의 인권과 복지는 우선적으로 고려되어야 한다.

제3조 제2항: 연구대상자 등의 자율성은 존중되어야 하며, 연구대상자 등의 자발적인 동의는 충분한 정보에 근거하여야 한다.

[인간대상연구 (Human Subjects Research)][8]

「생명윤리 및 안전에 관한 법률」 제2조 제1호와 「생명윤리 및 안전에 관한 법률 시행규칙」 제2조 제1항: 인간대상연구란 사람을 대상으로 물리적으로 개입하는 연구(연구대상자를 직접 조작하거나 연구대상자의 환경을 조작하여 자료를 얻는 연구), 의사소통, 대인 접촉 등의 상호작용을 통하여 수행하는 연구(연구대상자의 행동관찰, 대면(對面) 설문조사 등으로 자료를 얻는 연구), 또는 개인을 식별할 수 있는 정보를 이용하는 연구(연구대상자를 직접·간접적으로 식별할 수 있는 정보를 이용하는 연구)를 말한다.

(2) 해악 금지의 원리 (Principle of Non-maleficence)

해악 금지의 원리는 타인에게 해를 입히지 말아야 할 의사 및 연구자의 의무를 말한다. "우리는 악 또는 해를 가하지 말아야만 한다, 살인하지 마라, 통증이나 고통을 야기하지 마라, 불구로 만들지 마라, 화내게 하지 마라, 타인에게서 삶의 좋은 것을 빼앗지 마라" 등이 여기에 해당한다. 생명윤리 영역에서 해악 금지의 원리는, 의사가 환자 및 그 가족의 뜻에 따라 연명치료를 중단할지 말지, 안락사를 시행할지 말지, 의사조력자살을 시행할지 말지 등을 결정할 때 환자의 고통을 줄여 인간으로서의 존엄성 존중이라는 이득과 타인의 생명을 박탈하는 것의 위험을 평가해서 환자 및 그 가족에게 이득이 있는 경우에만 행해져야 하는 것을 말한다.[9]

「생명윤리와 인권에 관한 보편선언」 제4조에서는 "과학 지식과 의료 관련 기술들을 적용하고 발전시킬 때 환자, 연구자, 기타 그 영향을 받는 개인들에 대한 직·간접적인 이익은 최대화하여야 하고, 그들에 대한 어떤 가능한 해악이라도 최소화하여야 한다"고 규정하여, 위험과 이득의 평가를 통해 이득은 최대화하고 해악은 최소화하도록 할 것을 윤리기준으로 삼는다. 「생명윤리 및 안전에 관한 법률」 제3조 제4항은 "연구대상자 등의 안전은 충분히 고려되어야 하며, 위험은 최소화되어야 한다"고 규정하여 위험의 최소화를 통해 해악 금지의무를 연구자에게 부과하고 있다.

(3) 선행의 원리 (Principle of Beneficence)

선행의 원리는 행위자들이 단지 해로운 행위를 하지 않는 것을 넘어서서 타인을 돕기 위한 적극적 조치를 취해야 하기 때문에 해악 금지의 원칙보다 잠재적으로 더 많은 것을 요구한다. “타인의 권리를 보호하고 옹호하라, 타인에게 해가 발생하지 않도록 하라, 타인에게 해를 야기할 조건들을 제거하라, 장애를 가진 사람들을 도와라, 위험에 처한 사람들을 구하라” 등이 여기에 해당한다. 생명윤리 영역에서 선행의 원리는 자율성 행사가 곤란한 환자(예: 알츠하이머, 우울증, 약물 중독 등)에 대해 진단 결과를 알려주지 않음으로써 환자의 질병 대응 기제에 부정적 영향을 미치는 추가적인 우울, 쇠약, 초조, 망상증 발현 등을 예방할 수 있는 데 적용될 수 있다.

그리고 보건의료 및 생명윤리 영역에서 온정적 간섭주의(Paternalism)의 근거가 되기도 한다. 온정적 간섭주의를 “보건의료 전문인은 우월한 훈련을 받고 더 나은 지식과 통찰력을 갖고 있기 때문에 환자에게 최선의 이익이 되는 것을 결정할 수 있는 권위적인 위치에 있다. 이런 측면에서 보면, 보건의료 전문인은 의존적이고 잘 알지 못하는 아이들을 사랑하는 부모와 같다”고 설명할 수 있다. 또한, 온정적 간섭주의는 강압과 강제뿐만 아니라 속임수, 거짓말, 정보 조작이나 은폐와 같은 형태의 수단을 사용하여 영향력을 행사하기도 한다.[10]

이처럼 온정적 간섭주의에 따른 온정적 결정은 상대방의 의사에는 반하지만 상대방에게 이득을 주기 위한 것이라 할 수 있다. 예컨대, 부모는 자식이 다른 것을 먹기 원한다고 하더라도 무엇을 먹어야 하는지를 결정할 수 있다. 그렇지만, 제공되는 정보로 인해 환자가 의사의 충고를 거절할 수 있을 것이라는 두려움으로 인해 충분한 정보를 제공하지 않고서 환자를 의사결정의 중심에서 배제한 채 환자를 위한 결정

을 내리는 의료에 있어서 온정주의는 존중되어서는 안될 것이다.[11]

(4) 정의의 원리 (Principle of Justice)

정의의 원리는 한 사회에서 희소하게 존재하는 자원을 어떻게 배분하는 것이 타당한가라는 배분적 정의를 의미하고 경제학적 의미의 효율성과는 다르다. 생명윤리 영역에서 정의의 원리는 ① 장기이식의 경우에 이식할 장기를 어떻게 분배할 것인가라는 문제처럼 한정된 자원의 할당과 관련되고, ② 임상시험이나 기타 연구에 참여하는 연구대상자를 모집하고 선정할 때의 기준으로 작용하여 연구대상자 모두에게 이득과 부담이 공평하게 되도록 하는 것과 관련되고, ③ 경제적으로 취약한 사람을 대상으로 할 경우에도 관련된다. 예컨대, 경제적으로 취약한 여성을 대리모로 선정한다든지, 경제적으로 어려움에 처한 사람들을 임상시험의 대상자로 참여시켜 약을 개발하고 실제로 그 약은 경제적으로 여유가 있는 사람들에게 판매하는 경우에는 정의의 원리에 위반하게 된다.

「생명윤리와 인권에 관한 보편선언」 제15조는 "과학 연구와 그 적용으로부터 발생한 이익은 사회 전체와 공유해야 하며, 국제 공동체 안에서, 특히 개발도상국과 공유해야 한다"고 이익의 공유를 규정하여 정의의 원리를 구현한다. 「생명윤리 및 안전에 관한 법률」 제3조 제5항은 "취약한 환경에 있는 개인이나 집단은 특별히 보호되어야 한다"고 규정하여 이득과 부담이 모든 사람에게 동등하게 부과되도록 하고 있다.

이러한 정의의 원리가 생명윤리 영역에서 제대로 구현되기 위해서는 어떤 실질적 기준을 상정하는 것도 중요하지만, 존 롤스는 기관생명윤리위원회(Institutional Review Board, IRB) 혹은 합의회의 등과 같은 정의로운 결과를 도출할 수 있는 형식적인 절차와 체계를 마련하는 것이 더 필요하다는 절차적 정의론을 주장하였다.[12]

[기관생명윤리위원회 (Institutional Review Board, IRB)] [13]

사람이 연구대상자로 참여하는 모든 연구(=인간대상연구)에 참여하는 대상자의 권리·안전·복지를 보호하기 위해 연구자가 속한 기관에 설치된 자율기구를 IRB라 한다. IRB는 인간대상연구의 시작 전에 연구계획서의 심의를 책임진다. IRB는 모든 연구활동을 승인, 불승인, 모니터, 변경을 할 수 있는 권한을 가진다. 「생명윤리 및 안전에 관한 법률」 제10조부터 제14조까지 IRB의 설치와 업무 및 기능 등이 규정되어 있다.

[취약한 환경에 있는 시험대상자] [14]

임상시험 참여와 관련한 이익에 대한 기대 또는 참여를 거부하는 경우 조직 위계상 상급자로부터 받게 될 불이익에 대한 우려가 자발적인 참여 결정에 영향을 줄 가능성이 있는 대상자(의과대학·한의과대학·약학대학·치과대학·간호대학의 학생, 의료기관·연구소의 근무자, 제약회사의 직원, 군인 등을 말한다), 불치병에 걸린 사람, 「의약품 등의 안전에 관한 규칙」 제27조에 따른 집단시설에 수용되어 있는 사람, 실업자, 빈곤자, 응급상황에 처한 환자, 소수 인종, 부랑인, 노숙자, 난민, 미성년자 및 자유의사에 따른 동의를 할 수 없는 대상자를 말한다(「의약품 임상시험 관리기준」 제2호 더목).

3. 생명윤리와 법의 관계[15]

법은 사회적 갈등을 관리하고 공존 가능한 사회적 가치를 형성해 감으로써 공동체를 유지하고 개선해 가는 구속력을 가진 규범으로 우리 사회로 하여금 적절하게 기능할 수 있도록 설계되어 있다. 즉, 법은 사회 공동체와 관련되고 사회 공동체 속에서 생활하는 개인의 인권과 존엄성을 보장하고 사회 공동체의 안녕과 질서를 지키기 위해서 꼭 필요한 것이다. 법과 생명윤리는 서로 다르지만 법이 생명윤리 분야에 심대한 공헌을 하고 있기도 하다. 특히, 법은 법률, 판례법, 법학자들의 문헌 등을 통해 생명윤리에 있어서 '권리' 개념을 발생시키도록 한 것이다. 예컨대, 연구대상자의 인간으로서의 존엄성을 보장하라, 연구참여를 위해서는 연구대상자로부터 충분한 정보에 의한 동의를 받아라, 연구대상자의 사생활을 보호하고 비밀을 보장하라 등 연구자에게 의무를 부과시킴으로써 연구대상자에게는 그에 상응하는 권리가 발생하게 되는 것이다. 이러한 의미에서 생명윤리와 법은 또한 서로 깊은 연관성을 갖고 있는 셈이다.

생명윤리와 관련한 획기적인 사회적 변화는 철학의 세계도 아니고 병원의 윤리위원회나 기관생명윤리위원회(IRB)도 아닌 바로 법원(法院)의 결정으로부터 나오고 있다. 왜냐하면, 생명윤리의 쟁점들이 법적 소송에서 다투어지고 법적 용어로 표현되기 때문이다. 예컨대, 의사조력자살이 허용되어야 하는지 여부(보라매병원 사건, 글룩스버그 사건, 바코 사건), 죄수가 재생산권(right of reproduction)을 가지는지 여부(딕슨 사건), 식물인간 상태에 있는 사람으로부터 연명의료장치를 제거할 수 있는지 여부(카렌 퀸란 사건, 낸시 크루잔 사건과 김할머니 사건) 등의 문제가 법적 소송의 형태로 사회적인 쟁점이 되었다.

이처럼 법은 사회적 문제를 분석하고 해결하는 경험을 지닌다. 법은 일반 대중이 생명윤리를 어떻게 인식하는가에 있어서 주요한 역할(생명윤리의 쟁점 사항 중에서 어떤 것은 법에서 허용되고, 어떤 것은 법에서 허용되지 않는 것)을 해 오고 있으며, 생명윤리의 쟁점들이 법을 통해 해결되고 일반 대중들에게 전달된다는 점에서 생명윤리라는 이름의 실천을 사회 속에서 보장해 주는 것이다. 결국, 생명윤리와 법은 개인과 사회의 행위를 통제하는 일종의 규범으로서 함께 하는 것이다. 법은 우리가 어떻게 행동해야 하는지에 관한 기본적인 기대감을 정립하는 데 도움을 준다.[16]

또한, 법은 윤리의 한계와 관련되기도 한다. 예컨대, 새로운 생명과학기술(예: 유전자가위를 통한 인간생식세포계열의 변형으로 맞춤아기를 탄생시키는 경우)의 안전성 문제가 확보되지 않고 너무 위험한 경우에 이것의 사용에 대한 윤리적 찬반이 있는 때에는 윤리 차원을 넘어 법적 책임을 과학자들에게 물어서라도 규제해야 할 것이다.

[딕슨 사건 (Dickson and Another *v.* United Kingdom: ECHR 15 Dec 2007)**]**

이 사건은 시험관 아기를 원한 남편과 아내가 제기한 소송으로 남편인 딕슨은 무기징역형으로 감옥에서 복역 중인 재소자이다. 딕슨은 시험관 아기를 통한 인공수정을 교도소에 요청하였는데 거절당하게 되자, 인공수정 요청을 거절한 것은 가족과 사생활이라는 인간으로서의 권리를 침해한 것이라고 주장하면서 소송을 제기하였다. 1심 법원은 예외적 상황에서만 재소자에게 시험관 아기를 허용하는 것이 정책이고, 이 정책은 복지문제와 공공의 확신을 유지하는 것에 의해 정당화된다고 하여 원고 패소판결을 내렸다. 즉, 인공수정 신청은 신중히 검토되었고, 그 거절은 자의적이거나 불합리하지 않았다는 것이다. 그러나, 2심 법원은 인공수정 요청을 거절한 것은 가족과 사생활이라는 인간으로서의 권리를 침해한 것이라고 판단하여 1심 법원과는 반대로 딕슨의 편을 들어주었다. 재소자의 권리에 대한 제한은 감금의 필요성, 불가피성, 환경 등을 고려하여 개별 사건에서 정당화되어야 하는 것이지 복지라든지 공공의 확신과 같은 일반적인 것에 의해 정당화되어서는 안된다고 그 이유를 밝혔다.

[탈리도마이드 (Thalidomide) 약화 사고]

탈리도마이드 약화 사고란, 서독에서 개발된 탈리도마이드라는 임신구토증 억제제를 복용한 임산부들이 팔, 다리가 없거나 짤리듯이 짧은 포코멜리아 신드롬(Phocomelia syndrome, 바다표범증후군 또는 무지증)을 가진 선천성 기형아들을 출산한 1950년대 후반 유럽에서 발생한 사건을 말한다. 기형아는 전 세계 46개국에서 1만 명이 넘었으며, 특히 유럽에서만 8천 명이 넘었다.

그러나, 미국에서는 단 17명밖에 기형아가 생기지 않았다. 왜냐하면, 이 약의 안전성과 효과에 의심을 품은 미국 식품의약품청(Food and Drug Administration, FDA)의 프랜시스 켈시 박사가 판매허가를 내주지 않았기 때문이다.

이 사건은 실제로 법이 정비되지 않은 상황에서 새로 만들어진

약(신약)이 시장에 유통되었을 때 그 폐해가 실로 엄청나다는 교훈을 준 약화 사고이고, 생명윤리 영역에서도 법의 완비의 중요성을 일깨워 준 사건이다.

이 사건으로 미국에서는 신약을 판매하기 위해서는 안전성뿐만 아니라 유효성도 충족시켜야 한다는 1962년 미국 「식품 · 의약품 · 화장품법」(Food, Drug and Cosmetic Act, FDCA)의 개정이 있었다. 뿐만 아니라, 탈리도마이드 약화 사고는 동물실험에서는 전혀 해롭지 않았지만 인간에게는 심각한 부작용이 발생하여 신약 개발에 있어서 동물실험의 유용성에 의문점을 던진 사건이기도 하다.[17]

4. 생명윤리 관련 국제윤리기준과 법

(1) 생명윤리 관련 국제윤리기준

개인으로서의 인류와 집단으로서의 인류가 지켜나가야 할 생명윤리의 기본원칙을 천명한 2005년 10월 19일 유네스코의 「생명윤리와 인권에 관한 보편선언」(Universal Declaration on Bioethics and Human Rights)을 생명윤리와 관련한 대표적인 국제윤리기준으로 들 수 있다. 그 밖에, 1947년의 뉴렘버그 강령(Nuremberg Code) – 「인체실험을 위한 지침」, 1964년의 헬싱키선언(Declaration of Helsinki) – 「인간 대상 의학연구를 위한 윤리 원칙」(2013년 7차 개정),[18] 1979년의 벨몬트 보고서(Belmont Report), 1982년의 CIOMS 지침 – 「인간의 건강 관련 연구를 위한 국제 윤리지침」(2016년 4차 개정)[19] 등 생명윤리와 관련되는 국제윤리기준이 있다.

또한, 1997년의 복제양 '돌리' 탄생에 따른 인간복제에 대한 경각심을 일깨우기 위해 인간게놈의 연구와 응용에 대한 윤리기준을 정하고 비윤리적 목적으로 생명을 창조하는 행위를 해서는 안된다는 1997년 11월 11일 유네스코의 「인간게놈과 인권에 관한 국제선언」(Universal Declaration on the Human Genome and Human Rights)과 생명공학의 발달에 따른 유전정보의 보호와 관련하여 생명윤리에 따라 인간 유전자 데이터가 다루어져야 한다는 2003년 10월 16일 유네스코의 「인간 유전자 데이터에 관한 국제선언」(International Declaration on Human Genetic Data)이 생명윤리와 관련되는 국제윤리기준이라 하겠다.

국내에서도 2016년 5월 12일에 국가생명윤리심의위원회가 생명의 책임성, 생명의 평등성, 생명의 안전성, 생명의 관계성 등 생명 존중을 위한 핵심적 가치들을 구현함으로써 우리의 삶과 사회를 좀 더 평화롭고 조화롭게 만들어 가기 위해 「생명존중을 위한 선언문」을 제정하여 배포하였다(이 선언문의 내용에 대해서는 부록 Ⅰ. 참조).

(2) 생명윤리 관련 법

우리나라의 생명윤리와 관련한 법으로는 「생명윤리 및 안전에 관한 법률」이 대표적인 법이라 할 수 있으며, 인간의 존엄과 사생활보호 등을 천명하고 있는 「헌법」, 개인정보의 수집과 이용의 자의적 사용을 방지하여 프라이버시를 보호하는 「개인정보 보호법」, 무의미한 연명치료의 중단과 호스피스에 관한 「호스피스·완화의료 및 임종과정에 있는 환자의 연명의료결정에 관한 법률」(약칭: 연명의료결정법), 낙태와 의사조력자살 등을 규정하고 있는 「모자보건법」과 「형법」, 뇌사 판정과 장기이식 절차 등을 규정해 놓고 있는 「장기등 이식에 관한 법률」 등을 들 수 있다.

특히, 「생명윤리 및 안전에 관한 법률」은 2004년 처음 제정되어 7차례 개정을 거친 후 2012년 전면 개정을 통해 2013년 2월 2일부터 현재까지 적용되고 있다. 이 법은 인간과 인체유래물 등을 연구하거나, 배아나 유전자 등을 취급할 때 인간의 존엄과 가치를 침해하거나 인체에 위해(危害)를 끼치는 것을 방지함으로써 생명윤리 및 안전을 확보하고 국민의 건강과 삶의 질 향상에 이바지함을 목적으로 한다.

이 법은 총 9장 70개 조문과 부칙으로 구성되어 있다. 법의 목적, 용어 정의, 기본원칙, 적용범위, 국가생명윤리심의위원회, 기관생명윤리위원회 등의 총론적 내용과 인간대상연구, 배아 등의 생성과 연구, 인체유래물연구, 유전자치료 및 검사 등의 각론적 내용과 위반사항에 대한 제재조치(벌칙, 과태료, 행정처분 등)로 구성되어 있다.

무엇보다도 이 법에는 인간대상연구에 참여하는 연구대상자의 보호를 위해 연구자가 준수해야 할 생명윤리의 기본원칙이 제3조에 규정되어 있다.

① 이 법에서 규율하는 행위들은 인간의 존엄과 가치를 침해하는 방식으로 하여서는 아니되며, 연구대상자 등의 인권과 복지는 우선적으로 고려되어야 한다. 이 조항은 미국 벨몬트보고서의 인간존중원칙의 적용과 IRB의 설치 근거 및 목적으로 인정된다. 이에 따라, 법 제10조(IRB의 설치, 업무범위, 등록), 제11조(IRB의 구성 및 운영, 운

영지원), 제12조(공용 IRB 지정, IRB의 공동운영), 제14조(평가 및 인증제 도입과 인증결과 공표, 인증결과에 따른 예산지원 및 국가연구비 제한 등 연계) 등이 마련되었다.

② 연구대상자 등의 자율성은 존중되어야 하며, 연구대상자 등의 자발적인 동의는 충분한 정보에 근거하여야 한다. 이 조항은 벨몬트 보고서의 인간존중원칙을 규정한 것으로 의사능력 있는 대상자의 의사결정능력 존중과 이에 따른 충분한 정보에 의한 동의와 관련되고, 법 제16조(인간대상연구의 동의)의 근거가 된다.

③ 연구대상자 등의 사생활은 보호되어야 하며, 사생활을 침해할 수 있는 개인정보는 당사자가 동의하거나 법률에 특별한 규정이 있는 경우를 제외하고는 비밀로서 보호되어야 한다. 이 조항은 연구대상자의 사생활 보호와 비밀보장에 관한 것이고, 법 제18조(개인정보의 제공)와 제19조(기록의 유지와 정보의 공개)의 근거가 된다.

④ 연구대상자 등의 안전은 충분히 고려되어야 하며, 위험은 최소화되어야 한다. 이 조항에 따라, IRB는 위험(Risk)을 파악하고, 위험을 최소화하는 방안이 연구계획서에 있는가를 심의하고, 이득(Benefit)의 평가와 위험-이득을 비교 형량해야 한다. 법 제17조(연구대상자에 대한 안전대책)의 근거가 된다.

⑤ 취약한 환경에 있는 개인이나 집단은 특별히 보호되어야 한다. 이 조항에 따라, IRB는 취약한 환경에 있는 연구대상자가 연구에 참여하는 경우에는 그 이유의 타당성, 연구배경의도, 취약성에 노출되는 원인을 파악하여 연구수행과 관련된 요소들을 적절하게 심의해야 한다. 이것은 의사능력이 결여되거나 제한적인 연구대상자와 관련

된다. 법 제10조 3항 3호 나목 "취약한 연구대상자 등의 보호대책 수립"의 근거가 된다.

⑥ 생명윤리와 안전을 확보하기 위하여 필요한 국제 협력을 모색하여야 하고, 보편적인 국제기준을 수용하기 위하여 노력하여야 한다. 생명윤리는 국내뿐만 아니라 전 세계적으로 적용되므로 연구자는 인간대상연구를 수행할 때 연구대상자를 보호하고 연구결과의 국내외적 타당성을 위해 국제협력을 도모하고 국제생명윤리기준을 준수해야 한다.

제 2 장

우생학과 새로운 우생학

- 우생학의 발생 및 의의를 이해
- 우생학 실현을 위한 수단으로 사용된 우량아 선발대회 및 강제불임에 대한 국내외 사례를 이해
- 유전공학의 발전으로 종전의 우생학과는 다른 유형의 우생학인 새로운 우생학의 등장과 그 이해
- 우생학과 새로운 우생학의 생명윤리문제와 법적 문제를 이해

1. 우 생 학 (Eugenics)

(1) 우생학이란?

인간을 유전적으로 개량하기 위해 과학적으로 연구하는 학문으로 1883년에 영국의 프란시스 골턴이 최초로 '우생학'이란 용어를 사용하였다. 골턴은 "미래세대 인종의 질을 개선 또는 저해하는 사회적으로 통제 가능한 모든 수단에 관한 연구"이자, "인종의 타고난 질을 개선하는 모든 영향을 다루는 과학이자, 인종의 타고난 질을 최대한으로 이롭게 발전시키는 모든 요인을 연구하는 과학"으로 우생학을 정의했다.[1] 원어인 'eugenics'는 그리스어로 '좋은 종자'를 의미한다.

우생학은 찰스 다윈의 진화론과 당시의 유전이론을 인간집단에 적용시켰고, 좋은 형질로 인정되는 '더 뛰어난 사람' 간의 결혼을 권장하는 '적극적 우생학'과 병적 유전자의 증대를 억제하기 위한 결혼 제한이나 강제불임을 통한 단종(斷種) 등을 권장하는 '소극적 우생학'으로 구분된다. 강제불임은 '열등한' 인간의 생식을 금지해서 인류 전체의 유전자 수준을 향상하는 수단으로 행해진다.

마이클 샌델은 《생명의 윤리를 말하다》에서 「우생학은 유전적 구성을 통해 인간의 종을 개선하려는 야심찬 시도였다. 1883년 프랜시스 골턴 경이 만든 말이다. 유전이 재능과 성격을 지배한다고 확신한 그는 "몇 세대에 걸쳐 결혼을 가려서 하면 상당히 놀라운 인종을 만들어 낼 수 있다"고 생각했다. 그는 우생학을 국가의 양심으로 종교와 같이 도입할 것을 요청했고, 재능있는 사람들에게 우생학적 목

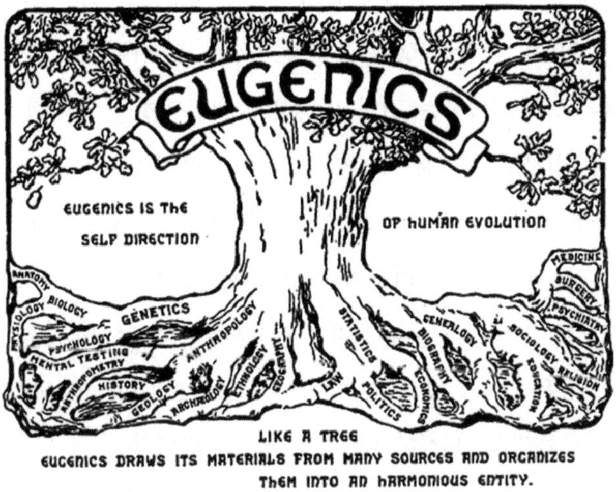

[그림 1] 우생학 나무

표를 염두에 두고 짝을 고르도록 촉구했다. "자연이 맹목적으로 천천히 그리고 경솔하게 하는 일을 우리 인간이 계획적으로 신속하게 그리고 사려깊게 할 수 있다. 우리 무리를 개선하는 것은 사람이 이성적으로 시도할 수 있는 일 가운데 최고의 과제라고 생각한다."」고 골턴의 우생학에 대해 기술하였다.[2]

우생학은 "나무처럼 많은 재료를 끌어와서 조화로운 개체를 조직한다"는 [그림 1]의 우생학 나무를 그 상징으로 한다. 이 우생학 나무는 1921년 가을 뉴욕의 미국 자연사박물관에서 열린 제2회 국제우생학회에서 발표된 우생학의 상징이다.

(2) 우생학과 생명윤리

우생학의 생명윤리문제는 ① 우생학은 생존경쟁과 최적자생존을 근거로 인간의 서열화와 차별성을 자연의 순리로 고착화시켰다는 점, ② 인간 개개인의 사적인 생식 권리를 부정하고, 퇴화자로 규정된 이들을 선택적으로 제거하는 결과를 낳음으로써 엄청난 역사적 과오를 야기했다는 점(사회·정치적 이념과 결합하여 강력한 사회운동으로 전개되어 이민제한법, 강제불임법, 나치의 가스실 집단학살을 초래하게 됨), ③ 외부환경 등 양육은 전혀 고려하지 않고 유전형질만에 의해 인간의 특질이 전적으로 결정된다는 유전자결정론(유전이 인간 퇴화의 원인이며, 퇴화된 인간 종을 과학적 방식으로 관리·통제함으로써 인간의 질적 진보와 그것을 통한 사회진보를 달성하려는 의식)을 도입하였다는 점 등을 들 수 있다.[3]

특히, 유전자결정론과 관련하여 줄리안 헉슬리는 "국내 및 국제 정치적 효율성을 크게 증진시키기 위하여 사회 경제적 징후를 어설프게 다루어 운에 맡길 수 없으며, 세계 정치기구를 임시방편으로 끼워 맞출 수도 없다. 더욱이 교육제도 개선에 의존할 수도 없다. 그러나 인간의 지적, 실질적 능력을 유전자 단계에서 끌어올린다면 이러한 목적을 달성할 수 있음은 명백하다"고 기술하여 인간이 만들어낸 제도가 아니라 인간 그 자체가 만들어진 방법에 문제가 있다고 설파하였다. 헉슬리 자신과 20세기 초반 미국 우생학자들은 사회를 변화시키기 위해서는 우선 유전자를 변경시켜야 한다고 주장하였던 것이다. 왜냐하면, 환경은 하나의 요소인 반면에 유전자는 개인과 집단의 행동에 궁극적인 책임이 있는 작인(作因)이기 때문이라고 한다.[4]

1908년 미국 루이지애나주 슈리브포트에서 열린 '과학적 아기 선발대회', 1931년 미국 인디애나주 '우량아 선발대회', 1940년대부

터 시작된 우리나라의 '우량아 선발대회'를 사회적으로 시행한 우생학 실현의 예로 들 수 있다.[5]

(3) 우생학과 강제불임

미국은 1924년 3월 제정된 버지니아주 불임수술법에 따라 환자의 건강과 사회의 복지를 증진시키기 위해 특정한 경우에 정신지체자를 불임수술시킬 수 있게 되었다. 불임수술은 심각한 고통이나 생명에의 중대한 위험 없이도 남성은 정관절제술, 여성은 난관절제술로 행해질 수 있다. 이 법에 의해 캐리 벅이라는 여성이 불임수술을 받았다. 이후 캐리 벅은 소송을 제기하였고, 연방대법원은 1927년 3월 2일에 대법관 9명 중 8 : 1 결정으로 캐리 벅의 불임수술은 적법했다고 결정했다.

연방대법원은 「일반 공중의 복지는 최상의 시민들에 의해 유지된다. 비교적 약한 희생을 통해 주(State)의 활력을 이미 약화시키고 있는 사람들인 정신지체자들에게 난관절제술과 같은 강제불임술을 요구할 수 없다면, 장애인으로 가득한 우리의 삶을 예방할 수 없다. 정신지체를 타고난 사람이 범죄를 저질러 형의 집행을 통해 제거되는 것을 기다리는 대신에 또는 저능아로 굶어 죽도록 방치하는 대신에 사회는 그러한 사람들을 예방할 수 있다. 소송을 제기한 캐리 벅, 그녀의 엄마(엠마), 그녀의 딸(비비안)이 '정신박약'이고, 이처럼 3세대에 걸친 저능은 강제불임술의 대상으로 충분하다. 그리고, 캐리 벅이 '난잡한 성생활'을 하였기 때문에 캐리 벅을 불임수술시키는 것이 주의 이익이다」는 것을 결정의 이유로 제시하였다[벅 대 벨 사건(Buck *v.*

Bell(274 U.S. 200(1927))].[6]

1974년에 불임수술법이 폐지될 때까지 버지니아주의 불임수술은 적법하게 유지되어 약 8천 명이 불임수술을 받았다.

이 사건은 ① 다른 주들로 하여금 위의 버지니아주법을 모델로 강제불임수술을 허용하는 유사한 법률을 제정하도록 하여 미국 전역에서 우생학적 불임수술이 약 6만 명에게 시행되도록 하였다는 점, ② 약 200만 명을 강제로 불임수술하도록 한 나치의 불임시술법의 제정이 이 사건에 근거하였다는 점(1947년 뉴렘버그 전범 재판에서 독일인 변호사는 전범들을 변호하는 변론에서 나치의 강제불임술이 바로 이 캐리 벅 판결에 근거하였다고 주장), ③ 의뢰인의 권리를 보호해야 하는 변호사의 임무가 얼마나 중요한지(이 사건에서 캐리 벅의 변호를 맡은 변호사는 캐리 벅이 수용된 수용시설 편을 들어 강제불임술의 타당성을 주장), 그리고 잘못된 재판이 얼마나 끔찍한 결과를 초래하는지 잘 보여주었다는 점 등 미국 국내외에 지대한 영향을 미쳤다.[7]

우리나라의 경우에도 1940~1970년대 국립 소록도 병원, 익산 소생원, 안동성좌원, 부산 용호농원 등에서 한센병 환자들이 단종 또는 낙태 수술을 당했다. 2007년 제정된 「한센인 피해사건의 진상규명 및 피해자생활지원 등에 관한 법률」에 따라 설치된 진상규명위원회는 조사 끝에 한센병 환자들의 피해 사실을 인정했고 국가의 손해배상책임도 법원의 판결에 따라 인정되었다.

1심법원은 "국가가 법률상 근거없이 원고들이 누려야 할 '신체를 훼손당하지 않을 권리'와 태아의 생명권, 행복추구권, 사생활의 자유를 침해해 인간의 존엄과 가치를 훼손했다"고 인정했다. 또 "수용생활로 교육받지 못한 채 직업선택의 자유마저 없던 한센인들의 수술에 대한 승낙은 진정한 의사에 의한 것으로 보기 어렵다"고 국가의 책임을 지적했다(광주지방법원 순천지원 2014. 4. 29. 선고 2013가합10285 판결). 즉, 1심법원은 한센인들의 헌법상 기본권이 제대로 보장되지 않아 인간으로서의 보편적 존엄과 가치가 침해되었을 뿐만 아니라 수술동의에 있어서 충분한 정보에 의한 동의가 없었다고 하여 강제불임의 생명윤리와 법의 위반을 지적하였던 것이다.

2심법원도 1심법원의 결정이유를 대부분 그대로 받아들여 강제불임을 당한 한센인들에게 국가가 손해를 배상해야 한다고 결정하였다. 즉, 2심법원은 "국가가 한센병 환자들의 자녀 출산을 제한하는 정책을 실시한 것은 법령의 근거 없이 이뤄진 위법행위"라며, "헌법이 보장하는 국민의 신체의 자유, 행복추구권, 자기결정권 등을 침해한 것"이라고 판단했다. 이어 "당시 한센병 환자들은 사회적 냉대 속에서 국가가 운영하는 요양소에 거주하며 치료를 받을 수밖에 없는 상황이었다"며 "이들이 수술을 저항없이 받아들였다고 해도 진정한 동의에 의한 것이라고 보기 어렵다"고 지적했다(광주고등법원 2014. 10. 22. 선고 2014다11542 판결).

대법원도 "국가가 한센병 환자의 치료 및 격리수용을 위하여 운영·통제해 온 국립 소록도병원 등에 소속된 의사나 간호사 또는 의료보조원 등이 한센인들에게 시행한 정관절제수술과 임신중절수술은 신체에 대한 직접적인 침해행위로서 그에 관한 동의 내지 승낙을 받지 아니하였다면 헌법상 신체를 훼손당하지 아니할 권리와 태아의 생명권 등을 침해하는 행위이다. 또한 한센인들의 임신과 출산을 사실상 금지함으로써 자손을 낳고 단란한 가정을 이루어 행복을 추구할 권리는 물론이거니와 인간으로서의 존엄과 가치, 인격권 및 자기결정권, 내밀한 사생활의 비밀 등을 침해하거나 제한하는 행위임이 분명하다. 더욱이 위와 같은 침해행위가 정부의 정책에 따른 정당한 공권력의 행사라고 인정받으려면 법률에 그에 관한 명시적인 근거가 있어야 하고(=법률유보원칙), 과잉금지의 원칙에 위배되지 아니하여야 하며, 침해행위의 상대방인 한센인들로부터 '사전에 이루어진 설명에 기한 동의(prior informed consent)'가 있어야 한다. 만일 국가가 위와 같은 요건을 갖추지 아니한 채 한센인들을 상대로 정관절제수술이나 임신중절수술을 시행하였다면 설령 이러한 조치가 정부의 보건정책이나 산아제한정책을 수행하기 위한 것이었다고 하더라도 이는 위법한 공권력의 행사로서 민사상 불법행위가 성립한다"고 판시하여 1심과 2심 법원의 판결에 동의하였다(대법원 2017. 2. 15. 선고 2014다230535 판결).

[법률유보원칙]

국회에서 제정한 법률에 근거하여 국가의 공권력 작용이 행해져야 함을 말한다[예: 헌법 제59조(조세의 종목과 세율은 법률로 정한다)].

[과잉금지원칙]

국가가 구체적인 국가의 목적을 실현할 때 그 목적 실현과 사용하는 수단 사이에 합리적인 비례관계가 유지되어야 한다는 것을 말한다. 헌법 제37조 제2항에서 "국민의 모든 자유와 권리는 국가안전보장·질서유지 또는 공공복리를 위하여 필요한 경우에 한하여 법률로써 제한할 수 있으며, 제한하는 경우에도 자유와 권리의 본질적인 내용을 침해할 수 없다"고 규정하여 이 원칙을 천명하고 있다.

또한 현재 우리의 법률에서는 우생학적 사유가 있으면 인공임신중절수술(낙태)를 처벌받지 않고 할 수 있는 예외적인 경우를 두어 '우생학'이란 용어를 아직까지 사용하고 있다. 모자보건법은 제14조 제1항 제1호에서 "의사는 … 본인이나 배우자가 대통령령으로 정하는 우생학적(優生學的) 또는 유전학적 정신장애나 신체질환이 있는 경우 … 인공임신중절수술을 할 수 있다"고 규정하고 동법 시행령은 제15조 제2항에서 "법 제14조 제1항 제1호에 따라 인공임신중절수술을 할 수 있는 우생학적 또는 유전학적 정신장애나 신체질환은 연골무형성증, 낭성섬유증 및 그 밖의 유전성 질환으로서 그 질환이 태아에 미치는 위험성이 높은 질환으로 한다"고 규정하여 의사가 인공임신중절수술을 아무런 처벌도 받지 않고 시행할 수 있도록 정해 놓고 있다.

2. 새로운 우생학

종래의 우생학은 사회 구성원들의 자발적 참여와 결정이 아닌 강제불임과 유전결정론에 따른 소극적 방법으로 우수한 형질을 지닌 인간 종을 유지하여 열등한 인간의 개선과 유지에 드는 사회적 비용을 최소화하려 했고 정치적 이데올로기로도 사용되었다. 이에 반해, 새로운 우생학은 사회 구성원들의 자발적 참여와 결정에 유전학의 발전이 결합하여 더 우수한 형질의 인간을 만들려는 적극적 방법으로 더 뛰어난 인간 종을 창출하려는 것이다. 이러한 새로운 우생학은 유전자검사 기법의 발달과 유전자 조작 및 편집 기술의 발달에 따라 실현될 수 있으며 우리 주변에서 행해지고 있다.

인류 최초로 시험관 아기를 탄생시킨 로버트 에드워즈는 열등한 사람을 제한하기보다는 더 뛰어난 사람을 만드는 데 집중하여, 강제불임이나 출산의 통제 등을 지지하지는 않지만 인간의 유전형질 향상에는 찬성한다. 그는 "곧 유전병이라는 무거운 짐을 진 아이를 낳은 일은 부모의 죄가 될 것이다. 아이들의 질을 고민해야 하는 세계를 맞이하게 될 것이다."고 하면서, 우생학의 관점에서 인간의 '품질'과 유전학 사이에 연관성이 있다고 여겼다.[8]

제레미 리프킨은 「과거의 우생학은 정치적 이념에 깊이 빠졌었고 두려움과 증오에 의해 유발되었지만 새로운 우생학은 사악한 음모로서가 아니라 오히려 사회적·경제적 혜택으로 우리에게 다가오고 있다. 더 건강한 아기를 원하는 것이 잘못된 것인가? 지구상의 생명에 관한 유전적 청사진을 재설계하기 위한 초창기적 상업적 노력이 새로운 우생학 세기의 전조를 우리에게 가져오고 있다는 사실을 회피할 방법은 없다.」고 한다.[9]

줄리안 사부레스쿠는 「새로운 진보적 우생학이 나치의 낡은 우생학과 다른 점은 두 가지다. 첫째, 사람들에게 각자 선택의 자유와 결정권을 준다. 유전자검사를 거부할 수도 있다. 둘째, 나치가 그랬던 것처럼 인종이나 사회다윈주의(Social Darwinism, 자연선택이 사회에 작용하여 경쟁력이 처지는 구성원을 도태시킨다는 측면에서 극단적 자유주의를 의미하는 정치적 이데올로기)의 가치에 구애받지 않는다.」고 하여 기술주도적인 진보적 우생학은 과거의 재앙이나 다름없던 우생학과는 다르다고 주장한다.[10]

새로운 우생학에 대해서는 당사자의 자기결정권에 따른 선택이 가능하기 때문에 과거의 우생학과는 다르며 시대의 흐름이기 때문에 거역할 수 없다는 찬성론자들의 주장이 있지만 새로운 우생학의 생명윤리문제 또한 발생할 수 있음을 간과해서는 안 될 것이다. 즉, 새로운 우생학의 생명윤리문제는 인류를 우월한 집단과 열등한 집단으로 구분하여 두 집단 간의 갈등을 조장하는 것으로 이어질 가능성이 높다는 점이다. 예컨대, ① 인류를 우월한 집단으로 만들기 위한 수단으로 사용될 수 있는 유전자검사의 경우에는 검사를 통한 유전정보에 따른 차별의 문제와 착상 전 유전자검사의 문제가 우려되고, ② 유전자치료의 경우에는 치료비용의 과다로 인해 소수의 특정집단에서만 이용가능하여 사회의 경제적 계급갈등(불평등)을 야기할 우려가 있고, ③ 유전자가위를 통한 유전자조작의 경우에는 맞춤아기의 탄생과 같은 생명윤리문제가 제기될 수 있다. 이에 더하여, 유전자편집기술로 인해 더 강력해진 새로운 우생학 사회를 쉽게 상상할 수 있을 뿐만 아니라 최첨단기술의 힘을 빌려 더 강력해진 형태의 우생학이 사회에 거대한 위험을 드리울 수도 있다는 경고도 있다.[11]

제 3 장

유전자검사와 유전자조작

- 유전자 관련 개념을 이해
- 유전자검사와 산전 진단 및 착상 전 진단, 유전자검사와 우생학, 유전정보의 사용과 이에 따른 차별의 위험성 등을 이해
- 유전자치료제 개발과 제시 겔싱어 사건, 유전자변형기술과 유전자가위기술의 사용, 맞춤형 아기 탄생, 인간의 배아 및 DNA 편집 등 유전자조작에 따른 생명윤리문제 및 법적 문제 등을 이해
- 현대 유전자 시대를 살아가는 데 필요한 생명윤리문제와 법적 문제를 이해

1. 유전자 관련 개념

(1) 유전자(Gene)

유전자는 부모로부터 자식에게 전해지는 특징, 즉 형질을 만들어 내는 인자로서 유전정보의 기본 단위이고 DNA(디옥시리보핵산)로 이루어져 있다. 그 DNA 중에서 유전을 위한 역할을 하고 있는 것만을 유전자라 부른다. 유전자는 DNA를 복제함으로써 다음 세대로 이어진다. DNA는 이중나선 형태를 띠고 있기 때문에 이 이중나선이 풀린 후 각각의 사슬이 연쇄적으로 다시 이중나선으로 합성됨으로써 DNA가 복제된다. DNA는 화학물질로 네 종류의 염기(아데닌 A, 티민 T, 구아닌 G, 시토신 C)가 이중나선으로 꼬여 있으며, 그 배열방법에 따라 다양한 단백질이 만들어진다. 인간의 몸에는 약 60조 개의 세포가 있으며 한 개의 세포 속에 2세트의 염색체가 있고, 그 1세트에는 대략 3만 여개의 유전자와 30억 개의 염기쌍(A와 T, G와 C)이 있다. 유전자는 아미노산과 결합하여 단백질을 만듦으로써 생명 현상을 지배하는 역할을 한다.

(2) 염색체(Chromosome)

염색체는 유전정보를 담는 그릇으로 세포핵 속에 존재한다. DNA와 단백질이 결합한 구조로 세포분열시 막대모양의 형태로 나타난다. 염색이 가능하여 염색체라 한다. DNA는 염색체의 형태를 취하고 있으며, 인간의 염색체는 23쌍인 46개로 이루어져 있다.

(3) 게놈(Genome)(=유전체)

유전자가 하나하나의 형질을 만드는 단위임에 비해서, 어떤 생물이 가지는 유전자 전체를 합한 것을 게놈이라고 한다. 이 단어는 유전자를 의미하는 단어 gene에다가 '모든 것'이라는 의미를 가진 -ome 어미가 조합된 단어이다. 게놈은 인간을 형성하기 위한 유전정보에 관한 설계도라 할 수 있고, 생명활동을 영위하는 데 있어 꼭 필요한 모든 유전자를 가진 1세트의 염색체를 말한다. 즉, '인간을 인간일 수 있게 하는 유전정보의 총체'로 인간은 2개의 게놈을 가진다.

(4) 인간게놈프로젝트(Human Genome Project, HGP)

인간게놈프로젝트는 인간게놈의 모든 염기 서열을 해석하여 유전체 지도(=생명체의 유전정보를 담고 있는 지도)를 작성하는 프로젝트로서, 미국 에너지부와 보건복지부에서 3조 원을 들여 1990년에 시작되어 2003년에 완료되었다. 즉, 모든 유전자의 구조와 기능을 해독하여 유전자의 역할을 하나씩 해독한 후에 각각의 유전자의 배열과 생명체 속에서의 역할 등을 밝혀내는 것이다. 유전자의 기능을 알아내면 질병 진단과 치료, 신약 개발 등에 획기적인 전기를 마련할 수 있고, 특히 암이나 알츠하이머병 같은 유전자 연관 질환의 치료에 큰 도움이 될 것이다. 또한, 인간의 게놈과 다른 동물 간의 게놈을 비교함으로써 인간의 진화에 대한 새로운 사실을 알아낼 가능성도 생겨난다.

이 프로젝트 책임자인 제임스 왓슨 박사는 "우리는 우리의 운명이 운수에 달렸다고 생각했었다. 그러나 이제 우리는 우리의 운명이 대부분 우리의 유전자에 있다는 사실을 알았다"고 단언하였다. 또한 월터 길버트는 인간게놈프로젝트를 '유전자의 성배'로, 노턴 진더는 인간게놈 배열을 '로제타 스톤'으로, 로버트 신쉐이머는 DNA 배열이 '인간을 특징짓는다'고 하였다.[1]

이 유전체 지도는 현재 세계 표준 유전체 지도인 'GRCh38'로 백인과 흑인의 유전체 정보를 반영한 것이어서 아시아인의 유전적 특징을 분석하는 데 한계가 있었다. 이에 2016년 한국인만의 유전적 특징을 구체적으로 알아낸 한국인 유전체 정밀지도가 완성되었다.[2] 이처럼, 인간게놈지도의 완성은 환자 치료의 혁신을 가져올 '개인맞춤형 정밀의학'의 실현과 '게놈산업'의 성장을 알리는 서막이 되었다. 현재 유전자 해독 비용은 해독기술의 발전으로 100만원 정도이고 앞으로 10만원이면 개인이 자신의 유전자 지도를 가질 수 있는 시대가 올 것이라고 한다.[3]

2. 유전자검사

(1) 유전자검사의 개념

유전자검사는 질병의 진단 및 치료, 예후의 판정, 의학연구 및 신원확인 등의 목적으로 사람의 유전자를 검사하는 것을 의미한다. 「생명윤리 및 안전에 관한 법률」 제2조 제15호에서는 유전자검사를 "인체유래물로부터 유전정보를 얻는 행위로서 개인의 식별 또는 질병의 예방·진단·치료 등을 위하여 하는 검사를 말한다"고 규정하고

있다.[4]

(2) 유전자검사의 종류

유전자검사에는 ① 단일 유전자 질환에서처럼 특정 질환을 진단하는 유전자 진단(Genetic Diagnosis), ② 문제가 있는 특정 유전자를 가진 사람을 감별하는 유전자 선별 검사(Genetic Screening), ③ 개인의 신원을 확인하는 유전자 감식(Genetic or DNA Fingerprinting), ④ 체외수정술에서 자궁에 착상하기 전에 원하지 않는 유전형질을 가진 배아를 제외하기 위해 시행하는 '착상 전 유전자검사', ⑤ 임신 14-20주 사이에만 바늘로 찔러 양수를 뽑아내 태아세포를 검사하여 태아의 성별, 염색체 이상을 조사하는 '양수천자'와 임신 10주에 실시하여 융모막의 조직을 검사하여 유전자를 분석하는 융모막검사를 포함하는 '산전 유전자검사' 등이 있다.

[산전 유전자검사 (Prenatal Genetic Diagnosis, PNGD)]

산전 유전자검사는 부모에게 낙태나 출산 중 하나를 선택하도록 한다. 산전 유전자검사는 생식선에 관한 유전적 간섭의 허용과 새로운 상업적 우생학 시대의 수용을 위한 근거를 제공한다. 특히, 양수천자는 1960년대부터 가장 널리 사용되고 있는 오래된 방법으로 수많은 임산부들이 광범위한 유전질환을 알아보기 위해 태어나지 않은 아이를 자궁 내에서 검사하는 것이다. 다운증후군, 척추피열, 터너증후군, 태이-삭스질환, 겸상적혈구성빈혈 등 유전적 질환이 산전 유전자검사의 대상이 된다.[5]

[착상 전 유전자검사 (Preimplantation Genetic Diagnosis, PIGD)]

착상 전 유전자검사는 낙태와 출산 이외의 제3의 옵션(체외수정술을 통해 유전질환 있는 유전자를 제거하고 건강한 유전자만을 골라 임신하도록 하는 것)을 부모에게 제공한다. 1992년 3월 영국 런던에서 클로에라는 아기가 배아 단계에서 낭포성섬유증이 있는지 여부를 알기 위해 착상 전 유전자검사를 통해 낭포성섬유증 질환을 야기하는 유전자가 있다는 진단을 받았다. 이에 낭포성섬유증 유전자가 제거된 정상 유전자를 착상시켜 낭포성섬유증 질환이 없는 클로에를 탄생시켰다. 겸상적혈구성빈혈과 태이-삭스질환도 착상 전 유전자검사의 대상이 된다.[6]

그러나, 착상 전 유전자검사는 ① '더 뛰어난 아기'를 선택하기 위해 또는 난쟁이나 청각장애 유전자 변형을 가진 배아 선별 등 우생학적 목적을 위해 사용될 수 있다는 점, ② 성인이 된 후에 발생하는 질병을 예방하기 위해 사용될 수 있다는 점, ③ 성(性)과 관련된 질병의 유전과는 상관없이 부모의 선호에 따라 특정 성의 선택을 위한 비의료적 성 선택에 이용될 수 있다는 점, ④ 형제를 구하기 위한 백혈구 항원(HLA)의 일치성만을 확인하기 위해 사용될 수 있다는 점, ⑤ 항상 효과적이지는 않다는 점, ⑥ 일부 배아는 할구생검을 위해 세포를 떼어낸 뒤부터는 발생이 진행되지 않기도 한다는 점 등의 생명윤리문제가 있다.

특히, ②의 경우에는, 착상 전 유전자검사를 적용하는 것의 생명윤리문제는 질병의 종류에 따라 달라질 수 있다. 예컨대, 헌팅턴병의 경우에는 유전적 위험인자가 있으면 발병이 확실하기 때문에 아이에게 매우 큰 이득이 되지만, 유방암의 경우에는 유전적 위험인자가 있다고 해서 반드시 발병하지는 않기 때문에 아이의 삶의 질과 수명에 헌팅턴병의 예방과 같은 효과는 없을 것이다. 따라서, 성인이 된 후에 발생하는 모든 질환을 예방하기 위해 착상 전 유전자검사를 시행하는 것에는 그 필요성보다는 특별한 장점을 가지는 아이를 낳거나 부모의 선호에 맞추기 위한 동기가 적용될 수 있다는 생명윤리문제 [illegible]

④의 경우에는, 형제자매와의 [illegible]의 일치성만을 확인하기 위해 동생을 낳는 것은 형제자매의 건강을 증진하거나 생명을 구하기 위한 수단으로만 동생을 취급하여 동생의 인간으로서의 존엄성과 인권의 침해, 형제자매를 동등하게 취급해야 하는 부모의 의무 위반, 아동의 최상의 이익을 증진하기 위한 필요성과 관련한 생명윤리문제를 야기할 수 있다.[7]

(3) 유전자검사의 내용

유전자검사의 내용으로는 ① 유전자 분석을 통해 자기 몸에 맞는 약물 궁합을 보는 약물적합성 검사, ② 발병 · 치료 · 예방 등 의학적 유용성이 아주 높은 유전자 50여 개에 대한 검사, ③ 발병 확률은 떨어지지만 다른 사람보다 발병 가능성이 큰 질병에 대한 예측을 하는 희귀질환 유전자 상세 분석, ④ 당뇨나 고혈압과 같은 만성질환의 발생 가능성을 진단하는 만성질환 위험도 예측, ⑤ 키 · 수명 · 눈동자색 · 머리카락 색 · 외모 등 '일반적'인 유전정보를 식별하는 일반 특성 검사 등이 있다.[8]

(4) 유전자검사와 생명윤리문제 및 법적 문제

1) 유전자결정론의 문제

모든 질병이 유전적으로 결정된다는 유전자결정론은 어떤 다른 요인들의 존재 여부와는 상관없이 어떤 개체 내에 존재하는 유전적 요인들이 표현형(phenotype)을 결정하는 경우를 말한다. 즉, 유전자결정론은 유전자를 건물의 모양과 특성을 결정하는 청사진에 빗대어 유전자가 표현형을 결정한다는 것이다.[9] 표현형이란 키, 얼굴 생김새, 성격, 생리학적 특성(체질), 특정질환 발생 가능성 등을 말하며, 하나의 유전자에서 나오는 게 아니라 두 개 이상의 유전자가 서로 상호작용한 결과이다. 서로 발현을 돕기도 하고 반대로 억제하기도 하기 때문에 겉으로 드러나는 표현형만 봐서는 어떤 유전자들이 상호작용한 결과인지 알 수 없다. 이에, 유전자들이 서로 어떻게 영향을 미치는지 알 수 있는 '유전자 상호작용 지도'가 작성되었으며, 이 지도가 ① 유전자끼리의 상호작용을 알 수 있고, ② 암이나 치매 같은 심각한 질환이 생기는 원인과 과정을 새롭게 분석하는 역할을 할 수 있고, ③ 질환을 치료하기 위한 타깃을 발굴하는 데도 유용할 것이라는 전망도 있다.[10]

이러한 유전자결정론은 ① 인간으로서의 존엄과 가치를 타고난 유전인자에 의해 결정짓고, ② 태어남과 동시에 인간의 부류가 결정되며, ③ 인간으로서의 행복 추구와 가치 실현 등의 노력을 포기하게 할 수 있는 원인을 제공하고, ④ 우생학의 실현을 야기할 수 있는 등 생명윤리문제를 야기할 수 있다.

제레미 리프킨은 "개인이 유전자형(genotype)에 따라 하나의 틀에 고착될 수 있는 사회에서는 모든 종류의 제도적 권력은 더 절대적이 된다. 동시에 사회가 점차 유전자적으로 우수한 개인 및 집단과 유전자적으로 보다 열등한 개인 및 집단으로 분극화되면서 새롭고 강력한 사회역학관계를 만들어 낸다. 전자는 임신 중에 있는 태아 속에 우수한 유전형질을 프로그램하여 넣음으로써 그 후손에게 훨씬 더 큰 생물학적 이익을 보장하여 주며 따라서 사회 경제적 이익도 보장하여 줄 수 있다. 한편 유전자적 〈하층 계급〉이 출현하면서 유전자 차별의 희생자가 더욱 증가하게 될 것이다."고 하면서 유전자 구성에 따라 개인들을 분리하고 차별하는 전혀 새로운 형식의 권력 행사방식이 도래할 수 있다는 것을 경고한다.[11]

「생명윤리 및 안전에 관한 법률」도 제50조 제1항에서 유전자검사기관으로 하여금 "과학적 증명이 불확실하여 검사대상자를 오도(誤導)할 우려가 있는 신체 외관이나 성격에 관한 유전자검사"를 금지하고 있다. 예컨대, 지능, 장수, 우울증, 폭력성, 호기심 등과 관련된 유전자검사는 할 수 없다. 또한 유전자검사기관으로 하여금 "국가생명윤리심의위원회의 심의를 거쳐 대통령령으로 정하는 유전자검사"를 하지 못하도록 금지하고 있다. 이에 따라 「생명윤리 및 안전에 관한 법률 시행령」 제20조와 별표 2에서는 금지되는 유전자검사의 종류를, 제21조와 별표 3에서는 배아 또는 태아를 대상으로 유전자검사를 할 수 있는 유전질환의 종류를 정해 놓고 있다. 이처럼 우리는 과학적으로 입증되지 않은 사실로 인한 개인과 사회의 오해와 잘못된 인식으로 야기될 수 있는 위험을 방지하기 위해 법으로 유전자결정론을 금지하고 있다 하겠다.

줄리안 사부레스쿠는 "세상에는 약 300종의 서로 다른 개가 존재한다. 이는 1만 년 이상 유전적 선택을 거친 결과다. 어떤 종은 영리하고, 어떤 종은 지능이 낮다. 어떤 종은 사납고, 어떤 종은 차분하다. 어떤 종은 부지런하고, 어떤 종은 게으르다. 이 모두가 유전학의 결과물이다. 그리고 아무리 열심히 훈련하고 비타민 보충제를 많이 먹어도 치와와는 도베르만과 싸워 이길 수 없다."고 하면서 유전자결정론을 설명한다.[12]

이러한 유전자결정론과는 달리 최근에는 환경과 유전자와의 관계[유전(nature) 대 양육(nurture)]에 주목하여 유전자결정론을 극복하고자 하는 후성유전학(Epigenetics)이란 개념이 등장하고 있다. 리처드 프랜시스는 "후성유전이란 DNA 서열 자체를 바꾸지는 않으면서도 장기적으로 DNA에 변화를 일으키는 현상을 말한다. … 유전자들은 다른 다양한 유기분자들로 이루어진 옷을 입고 있다. 이런 화학적 부착물은 왜 중요할까? 그것들이 자신이 결합한 유전자의 행동을 바꾸어 유전자의 활성을 더 높이거나 낮출 수 있기 때문이다. 부착물들은 오랫동안 붙어 있을 수 있기 때문에 더 중요한데, 심지어 평생 붙어 있는 경우도 있다. 후성유전학은 이렇게 장기적으로 유전자를 조절하는 부착물들이 어떻게 붙고 떨어지는지를 연구한다. … 후성유전적 변화는 우리의 환경, 우리가 먹는 음식, 우리가 노출된 오염물질, 심지어 우리의 사회적 상호작용에 대한 반응으로서 벌어질 때가 더 많다."고 한다.[13]

케빈 데이비스는 "유전코드 판독기술이 저렴해짐에 따라 갑작스레 유명해진 연구 분야로 후성유전학이 있다. 우리의 몸을 운영하는 데에 유전코드만이 쓰이는 것은 아니다. 유전코드 사이사이에 어떤 외부 분자들이 끼어들어 가거나, 이미 붙어 있는 분자들이 변형됨으로써 유전자 매뉴얼을 접고 펼치는 역할을 하고 있다. 일단의 학자들은 암의 발생이 후성유전학과 상당 부분 연관되어 있다고 보고 있다. … 암뿐만 아니라 치매 등 다른 질병에 관한 후성유전학 연구도 활발하게 진행되고 있다. 한번 물려받으면 잘 변하지 않는 유전코드와는 달리 유전자 매뉴얼을 열고 닫는 이 중요한 작용은 환경의 영향에 따라 상대적으로 크게 변할 수 있는데, 오랜 기간 삶을 영위하다 발병하는 자폐증, 치매, 정신분열증과 같은 질병들의 원인이 그에 관련되어 있다는 증거가 속속 발견되고 있다."고 한다.[14]

2) 유전정보로 인한 차별과 우생학

유전자검사는 질병의 진단과 예방 등으로 개인의 건강과 가족계획에 도움을 준다는 본래의 기능을 벗어나 유전정보로 인해 사회적인 차별을 받을 수도 있고 낙인이 찍히거나 우생학적 목적에 쓰일 수 있다는 문제점이 제기될 수 있다. 예컨대, 질병에 걸릴 확률이 높아 취직이나 결혼 등에서 불이익을 받는다면 이것은 차별인 동시에 우생학으로 이어질 수 있다. 또, 기형이나 유전자 질환에 걸린 배아나 태아를 선별해서 착상시키거나 임신중절을 시킨다면 이는 그러한 특징에 대해 이미 우리 사회가 받아들일 수 없다는 가치판단을 내린 것이고 희귀질환자나 장애인에 대한 차별로 이어질 수 있는 것이다. 일반적 특성검사를 통해 키나 외모 등에 대해서도 부모가 선택적으로 판단해서 원하는 소질을 가진 자녀를 낳고자 할 수도 있다.[15]

제레미 리프킨은 "사회는 항상 가진 자와 못 가진 자, 권력이 있는 자와 없는 자, 엘리트와 대중으로 나뉘어져 있다. 역사를 살펴보면 일반 사람들은 특권 계급과는 분리되어 있었으며, 소수에 의해서 다수에게 부과된 불평등을 정당화하기 위하여 무수한 이론적 근거가 이용되어 왔다. 인종, 종교, 언어, 그리고 국적이라는 것이 알고 보면 모두 어떤 범주로 나누고 차별하기 위한 진부한 방법일 뿐이다. 이제 유전자 검사기술과 유전공학의 출현으로 인해 사회는 더 중대한 새로운 차별 유형이 나타날 것으로 전망되고 있다. 그 하나가 유전자형에 의한 차별이다"고 기술하여 이미 1998년에 유전자검사의 결과인 유전정보에 의한 인간의 차별 가능성을 예견하였다.[16]

3) 유전정보의 보호

유전자검사를 통해 알게 되는 유전정보는 개인의 가장 내밀한 영역에 속해 있는 정보일 뿐만 아니라 이 정보로 인해 각종의 차별가능성이 존재할 수도 있다. 유전자검사기관이 유전정보를 무단으로 공개하지 않겠다는 자발적인 윤리적 서약도 중요하지만 위반 시 엄격한 법적 제재가 뒤따른다는 사실도 유전정보의 보호를 위해 매우 필요하다.

「생명윤리 및 안전에 관한 법률」에서는 (1) 누구든지 유전정보를 이유로 교육·고용·승진·보험 등 사회활동에서 다른 사람을 차별하여서는 안 된다는 유전정보에 의한 차별 금지(제46조), (2) 유전자검사기관의 시설 및 인력 요건(제49조), (3) 유전자검사관이 유전자검사에 쓰일 검사대상물을 직접 채취하거나 채취를 의뢰할 때에는 검사대상물을 채취하기 전에 검사대상자로부터 ① 유전자검사의 목적, ② 검사대상물의 관리에 관한 사항, ③ 동의의 철회, 검사대상자의 권리 및 정보 보호, 그 밖에 보건복지부령으로 정하는 사항에 대한 서면동의를 받아야 한다는 유전자검사의 동의(제51조 제1항), (4) 유전자검사기관이 검사대상물을 인체유래물연구자나 인체유래물은행에 제공하기 위하여는 ① 검사대상자로부터 개인정보의 보호 및 처리에 대한 사항, ② 검사대상물의 보존, 관리 및 폐기에 관한 사항, ③ 검사대상물의 제공에 관한 사항, ④ 동의의 철회, 동의 철회 시 검사대상물의 처리, 검사대상자의 권리, 그 밖에 보건복지부령으로 정하는 사항이 포함된 서면동의를 위 (3)에 따른 동의와 별도로 받아야 한다는 유전자검사의 동의(제51조 제2항), (5) 유전자검사기관의 기록 보관 및 검사대상자나 그의 법정대리인의 정보의 공개요청에 응할 의무(제52조), (6) 검사대상물을 인체유래물연구자나 인체유래물은행에 익명화를 통한 제공과 유전자검사 결과 획득 후 즉시 폐기해야 하는 검사대상물의 제공 요건과 폐기 의무(제53조) 등을 규정하여 유전정보의 누설로 인한 검사대상자의 피해를 방지하기 위한 유전자검사기관의 유전정보 보호에 관한 법적 의무를 규정하고 있다. 또한 「개인정보 보호법」 제23조에서는 유전정보를 민감정보에 해당한다고 보아 법률의 규정이 있거나 검사대상자의 별도의 동의가 있어야 사용할 수 있다고 규정하여 유전정보의 사용을 일반 개인정보에 비하여 엄격히 하고 있다.

이러한 유전정보의 무단 공개에 따른 위험성에도 불구하고, 피터 리틀은 《유전적 운명》에서 2020년 무렵 태어날 한 여자아이에 대한 상상을 통해 유전정보 이용의 이득에 대해서 긍정적 입장을 제시한다: "그녀의 부모는 아이의 성격, 외모, 지능의 범위에 대해 미리 상담한 후 열 개의 시험관에 들어 있는 수정란을 받는다. 그들에게는 10번 시험관이 상당히 좋아 보인다. 밝은 붉은 머리카락에 주근깨가

조금 있지만 활달한 성격일 것이고, 암이나 정신분열증, 우울증, 에이즈 등에 걸릴 위험이 굉장히 낮다. 그 아이는 태어나자마자 유전정보에 따라 예방주사들을 맞는다. 또한, 그녀는 수많은 약들 중에 어떤 것이 자신에게 효과를 보일 것이고, 어떤 것이 부작용을 일으킬 것인지 미리 알 수 있다. 이런 정보들은 마이크로칩에 저장되어 그녀의 피부 바로 밑에 심겨 있다. 그녀는 이미 정해진 대로 건강한 삶을 살게 되며, 가끔 사소한 사고들로 생기는 상처들은 줄기세포 치료와 유전자 치료를 받아 금세 회복된다. 그녀는 그렇게 120살까지 산다."[17]

또한, 유전정보회사인 23앤드미(https://www.23andme.com)는 유전자와 게놈 검사결과를 개인에게 직접 제공하는 서비스를 개척한 회사로, 머리부터 발끝까지 모든 유전자 정보를 제공하겠다는 기치를 내걸었다. 개인의 유전학적 정보나 가계도에서의 유전적 역할 등을 궁금해 하는 고객에게는 유전자 분석 서비스도 판매한다. 태어날 아기를 유전학적으로 예측하는 프로그램을 만들었고, 푸른 눈동자나 특정 질병의 발생률 등과 같이 구체적인 항목으로 엄마가 바라는 아기의 특성에 관한 선호도를 측정하여 그 결과를 차후의 정자 기증자 선별에 이용하는 사업도 영위한다. 한마디로 저렴한 비용으로 원하는 사람에게 유전정보를 제공하여 궁금증을 해소하고 미리 예방하도록 하는 기능을 수행한다. 이 회사는 타임지(誌)가 선정한 2008년 최고의 발명 중 하나로 꼽혔다. 이 회사는 2017년 4월 미국 식품의약품청(FDA)으로부터 10개 질환에 대한 개인용 유전자검사 서비스를 허가받았다. 소비자들은 인터넷이나 편의점에서 199달러를 내고 23앤드미의 검사 키트를 구매해 타액을 용기에 담아 보내면 6~8주 뒤에 소비자가 알츠하이머·파킨슨병 등 10가지 주요 질병에 걸릴 확률이 얼마나 되는지 검사 결과를 통보해 준다.

이를 소비자 직접 의뢰(Direct to Consumer, DTC) 유전자검사라 하며, 병원을 거치지 않고 소비자가 직접 검사기관에 유전자검사를 의뢰할 수 있는 서비스를 말한다. 현재 미국 FDA는 DTC 검사를 ① 보인자 스크리닝 검사, ② 질병 위험도 유전자검사, ③ 약물 유전학 검사, ④ 암 소인 검사, ⑤ 저위험 일반 웰니스 검사, ⑥ 조상검사 등으로 구분하여 규제하고 있다. 이와 달리, 우리는 피부노화, 피부탄력, 비타민C 농도, 체질량지수, 중성지방농도, 콜레스테롤수치, 혈당, 혈압, 카페인 대사, 탈모, 모발 굵기, 색소침착 등 총 12가지 항목에 대해서만 DTC 검사가 허용되어 있다.[18] 질병의 예방, 진단 및 치료와 관련한 유전자검사는 원칙적으로 의료기관만 할 수 있고 DTC 검사는 허용되지 않으며, 예외적으로 의료기관의 의뢰를 받거나 질병의 예방과 관련된 유전자검사로 보건복지부장관이 필요하다고 인정하는 경우에만 DTC 검사가 허용된다(「생명윤리 및 안전에 관한 법률」 제50조 제3항).

이에 대해, 유네스코의 국제생명윤리위원회(International Bioethics Committee, IBC)는 '인간유전체와 인권에 대한 최신정보의 고찰'이란 보고서에서 이러한 유전자검사의 실제 과학적 근거나 근거 없는 과학적 사실에 대한 위험성을 경고하고 반드시 유전학 전문가와 의료상담사의 의견을 듣도록 권고하였다. DTC 검사를 폭넓게 허용하고 있는 미국 FDA도 홈페이지를 통해 DTC 검사에 대한 자세한 규제 정보와 한계점, 주의점 등을 공개하고 있으며, "DTC 검사를 통한 건강 관련

보고서는 소비자가 자신의 건강을 책임질 수 있도록 하고 중요한 정보에 대한 접근성을 제공하지만 위험이 있다"며 "DTC 검사는 건강검진과 병원 방문을 포함해 전통적인 건강관리 평가를 대체할 수 없다는 점을 기억해야 한다"고 주의를 촉구한다.[19]

3. 유전자조작

유전자조작이란 생명의 기본단위인 유전자를 조작하여 생명활동의 근본을 바꾸는 것을 말한다. 유전자조작은 유전질환을 치료할 수 있다는 점과 유전자조작기술로 체내 노화된 세포의 자살을 유도해 노화를 늦추고 건강수명을 늘릴 수 있다는 사실, 즉 노화된 세포만을 잡아내는 표적 항체를 만드는 바이오의약품 분야에 적용할 수 있다는 점 등의 장점을 지닌다.

인터넷 기업 구글의 생명공학 계열사인 칼리코는 "벌거숭이 두더지쥐는 DNA나 단백질 손상을 바로잡는 능력이 탁월하고, 나이가

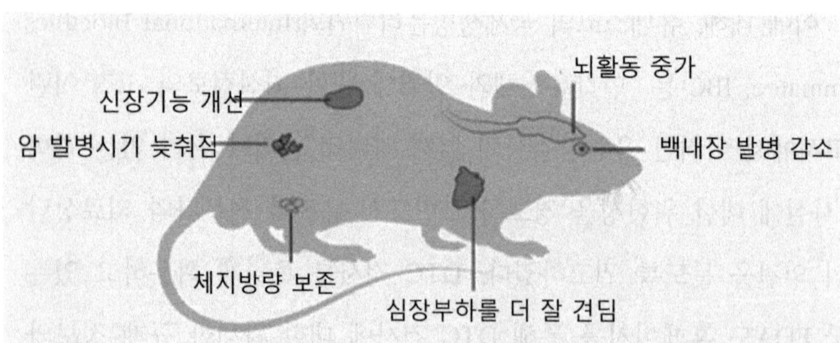

[그림 2] 노화된 세포를 제거한 쥐에서 나타나는 효과

들어도 그 능력이 계속 유지되어 수명이 다할 때까지 노화가 거의 진행되지 않는 동물로 밝혀졌다"고 발표하면서 '늙지 않는 동물'을 처음으로 확인하여 인간수명을 500년까지 늘리겠다는 프로젝트의 첫걸음을 뗐다고 한다.[20]

그러나 유전자조작을 통한 바람직한 특질을 얻거나 인간의 형질 개량, 지금까지 자연계에 존재하지 않았던 새로운 생명의 탄생으로 인한 생태계에 대한 영향, 인간의 건강에 미치는 영향, 생명 조작 등에 대한 생명윤리문제가 발생한다.

즉, 유전자조작에 대해서는 ① 안전성에 대한 우려, ② 세대를 걸쳐 개인들에게 건강상의 해가 발생할 것이라는 우려, ③ 생식세포에 대한 유전자조작을 통한 인간 종(種)의 정체성 변화를 초래할 것이라는 우려, ④ 유전정보의 오남용에 대한 우려, ⑤ 빈부 차이에 따른 유전자조작의 이용 제한으로 인한 불평등 초래와 정의의 문제를 야기할 것이라는 우려(유전자치료를 통한 질병의 치료는 분명 바람직하지만, 그 치료비용이 너무 비싸기 때문에 소수의 특정집단에서만 이용 가능하여 사회의 경제적 계급갈등(불평등)을 야기할 우려), ⑥ 그동안 우리 사회가 유지해 왔던 '은총에 대한 감사'가 상실될 것이라는 우려, ⑦ 자연이 만들어낸 불행에 대한 대비로 강조되었던 사회적 연대감이 상실될 것이라는 우려, ⑧ 인간의 유전형질 개선을 통한 '더 뛰어난 인간'의 창조의 경우에는 종래 우생학에서 행해졌던 강제불임과 같은 소극적 측면이 아니라 더 우수한 형질의 인간을 만들려는 적극적 우생학으로서의 새로운 우생학이 발생할 여지(이는 인류를 우월한 집단과 열등한 집단으로 구분하여 두 집단 간의 갈등을 조장하는 것으로 이어질 가능성이

높다) 등이 제기된다.[21]

폴 뇌플러는 “개인의 개성과 가치 또한 염두에 둘 필요가 있다. 우리 삶이 윤택해진 데는 인간의 불완전성과 투쟁, 서로간의 차이 등이 큰 몫을 했다. 이런 애로사항들이 인간 유전자변형을 너무나 매력적으로 만드는 동시에 이에 대한 저항에도 큰 힘을 실어준다는 사실은 실로 역설적이라고 할 수밖에 없다. 우리 아이들이 완벽한 존재가 되는 환상을 위해 유전학과 분투하는 일은 역설적으로 아이들의 삶을 허무하게 만들고 다양성을 줄이는 결과를 초래한다. 게다가 아이들이 GMO사피엔스(유전자변형을 통한 새로운 가상의 맞춤아기를 말함. 유전자변형 생물의 약어인 GMO와 호모 사피엔스를 결합해 만든 단어)가 되는 일을 어떻게 생각할지 누가 알겠는가.”고 하면서 유전자조작기술의 사용을 신중하게 할 것을 주문하고 있다.[22]

(1) 유전자치료

1) 유전자치료란?

유전자치료란 “질병의 예방 또는 치료를 목적으로 인체 내에서 유전적 변이를 일으키거나, 유전물질 또는 유전물질이 도입된 세포를 인체로 전달하는 일련의 행위”를 말한다(「생명윤리 및 안전에 관한 법률」 제2조 제16호). 유전자치료는 ① 정상 유전자를 게놈 속에 삽입하여 비정상 유전자를 대체하거나, ② 동종 재조합을 통해 비정상 유전자를 정상 유전자로 교체하거나, ③ 비정상 유전자로 하여금 정상 기능을 하도록 되돌리는 선택적 역변이를 통해 행해질 수 있다. 이러한 유전자치료는 체세포 유전자치료와 생식세포 유전자치료로 구분된다.

유전자치료제란 '돌연변이 유전자'를 가진 세포 안에 정상 유전자 혹은 세포기능을 강화할 수 있는 유전자를 삽입하는 방식으로 비정상적인 세포를 정상으로 돌리고 기능을 강화하는 치료제를 말한다.

2) 유전자치료와 안전성 및 유전자치료제

유전자치료는 예상하지 못한 유전형질 변화의 초래, 유전공학을 이용한 새로운 우생학의 가능성, 충분히 검증되지 않은 단계에서의 위험 및 안전 문제 등이 논의된다. 그리고 유전자치료를 하기 위해서는 환자의 몸에 유전자치료 물질을 주입해야 하는데, 이를 위해서는 운반체인 벡터(Vector)가 필요하다. 벡터란 DNA로서 특정 유전자나 DNA를 자신에게 삽입시켜 재조합 DNA를 만든 후 이것을 숙주세포로 전달하여 많은 수로 복제될 수 있도록 하거나 단백질로 발현될 수 있도록 하는 DNA 운반체를 말한다. 아데노바이러스와 레트로바이러스가 벡터로 사용되었다.

실제로, 미국에서 1999년에 제시 겔싱어라는 청소년이 아데노바이러스로 인한 면역독성으로 인해 다발성 경화증으로 사망하였고, 2002년에는 X연쇄중증면역결핍증에 걸린 환자가 레트로바이러스로 인한 백혈병으로 사망하였고, 2007년 7월 졸리 몰이 무릎 류마티스 관절염을 치료하기 위해 설계된 유전공학 바이러스를 주사 맞은 후 3주 만에 미국 시카고 병원에서 사망하여 유전자치료의 안전성에 대한 의구심이 높아졌다.

그럼에도 불구하고 전 세계적으로 유전자치료제의 개발이 이루어지고 있는데, 대표적으로 유럽에서 세계 최초로 2012년에 시판허가를 받은 저단백지질분해효소결핍증 치료제인 '글리베라'는 신체가 혈액 내 해로운 지방을 분해하는 효소를 생산하도록 자극하는 유전자를 함유하고 있다. 미국과 유럽에서 2015년에 시판허가를 받은 '임리직'은 피부 및 림프절에 나타난 흑색종 병변을 치료하는 종양용해성 바이러스 치료제이다. 2016년에 유럽에서 시판허가를 받은 스트림벨리스(중증복합면역결핍증 치료제), 2017년 미국에서 시판허가를 받은 킴리아(급성 림프구성 백혈병 치료제), 예스카타(비호지킨 림프종 치료제), 럭스터나(망막형성장애 치료제) 등이 유전자치료제로 현재 사용되고 있다. 우리나라에서도 2017년 '인보사'가 퇴행성관절염 세포유전자 치료제로 품목허가를 받아 시판하고 있던 중 치료물질 중 일부의 문제로 인해 2019년에 품목허가가 취소되었다.

「생명윤리 및 안전에 관한 법률」에서는 유전자치료에 관한 연구를 체세포에 대해서만 허용하고, 배아·난자·정자 및 태아처럼 다음 세대로 유전형질을 대물림하는 생식세포에 대한 유전자치료는 엄격히 금지하고 있다(제47조 제3항). 체세포에 대한 유전자치료에 관한 연구는 대부분 신체 외부에서 세포가 편집되고 다시 환자에게 이식되는데, 백혈병을 앓고 있는 환자에게 편집된 백혈구 세포를 사용하는 것이 여기에 해당한다.

또한, 「생명윤리 및 안전에 관한 법률」에서는 유전자치료연구를 ① 인체 내에서 유전적 변이를 일으키는 일련의 행위에 해당하는 유전자치료연구(제47조 제1항)와 ② 유전물질 또는 유전물질이 도입된 세포를 인체로 전달하는 일련의 행위에 해당하는 유전자치료연구(제47조 제2항)로 구분한다. 그리고 그 허용요건을 각각 달리하고 있는

데, ①의 유전자치료연구는 유전질환, 암, 후천성면역결핍증, 그 밖에 생명을 위협하거나 심각한 장애를 불러일으키는 질병의 치료를 위하고 또한 현재 이용 가능한 치료법이 없거나 유전자치료의 효과가 다른 치료법과 비교하여 현저히 우수할 것으로 예측되는 치료를 위한 경우에만 허용된다. ②의 유전자치료연구는 유전질환, 암, 후천성면역결핍증, 그 밖에 생명을 위협하거나 심각한 장애를 불러일으키는 질병의 치료를 위한 경우이거나 또는 현재 이용 가능한 치료법이 없거나 유전자치료의 효과가 다른 치료법과 비교하여 현저히 우수할 것으로 예측되는 치료를 위한 경우에 허용된다. 특히 ②의 경우 2015년 12월 29일 새롭게 규정하여 현재의 유전자가위 등을 이용한 유전자 편집기술에는 미흡하지만 유전자치료연구의 범주를 확대하려는 정부의 노력을 나타내었다.

그럼에도 불구하고, 현행 유전자치료연구에 대해서는 첫째, 유전자치료연구의 요건이 너무 엄격하여 이 요건을 삭제하는 것이 필요하다는 점, 둘째, '인체 내에서 유전적 변이를 일으키는 일련의 행위'라는 것이 너무 막연하고 모호하다는 점(암 치료에 의해서도 유전적 변이가 발생할 수 있음), 셋째, 후천성면역결핍증은 제외되어야 한다는 점, 넷째, 제47조 제1항과 제2항을 구분하는 것이 무의미하다는 점 등을 이유로 제47조 제1항과 제2항을 통합하고 요건을 삭제하여 유전자치료연구를 활성화할 수 있도록 단순하게 해야 할 것이다.[23]

그리고, 「생명윤리 및 안전에 관한 법률」 제48조는 유전자치료를 하고자 하는 의료기관은 보건복지부장관에게 신고해야 하고, 유전자치료를 하고자 하는 환자에 대하여는 치료의 목적, 예측되는 치료

결과 및 그 부작용, 그 밖에 보건복지부령으로 정하는 사항에 관하여 미리 설명한 후 서면동의를 받을 것을 의무사항으로 하고 있다.[24]

(2) 맞춤아기(Designer Baby)

맞춤아기란 희귀 혈액 질환이나 암 등 불치병을 앓고 있는 자녀를 치료할 목적으로 질환 자녀의 세포조직과 정확히 일치하는 특정 배아를 가려 그중 질병 유전자가 없는 정상적인 배아만을 골라 탄생시킨 아기를 말한다. 이른바 주문형 아기인 맞춤아기는 형제의 질병을 치료하기 위해 탄생되는 경우가 많다. 맞춤아기의 탯줄에서 조혈모세포 등 필요한 세포를 채취해 혈액암 등의 질병을 앓고 있는 형제에게 이식하면 골수를 재생시킬 수 있다는 이유에서다. 이처럼 형제의 질병을 치료하기 위한 경우뿐만 아니라 의학적 이유든 특성 강화든 특정 목적을 위해 유전되는 유전자를 의도적으로 변형한 사람을 맞춤아기 또는 맞춤인간이라 하기도 한다.

맞춤아기의 생명윤리문제는 "어떤 사람도 추상적 개념으로 치부되어서는 안 되며, 자신만의 비밀과 소중함 및 괴로움의 원천과 성공의 척도를 가진 하나의 집합체로 봐야 한다"는 관점에서 ① 태어날 자녀는 전혀 동의한 적이 없는데 과연 부모가 자녀의 유전자를 임의로 바꿀 권한을 갖는 일이 합당한가 하는 점, ② 인간 유전자변형은 원하는 만큼 구체적이고 긍정적인 결과를 얻는 요령을 아직 다 찾지 못했다는 점, ③ 유전자변형을 통해 만들어진 사람에게는 좋은 변화에 필요한 표적유전자 외의 다른 유전자에서 우연한 오류가 생길 가능성이 항상 존재하여 발달장애나 암 또는 죽음을 부를 수도 있다는 점, ④ 사회적으로는 새로운 유전학기술로 중무장한 우생학의 부활 가능성이 있다는 점 등의 문제를 들 수 있다.[25]

반면에, 진보된 기술을 이용한 질병치료 목적으로 사용되는 것은 의학기술 발전과 생명 연장 등의 긍정적인 효과가 있다는 의학계의 입장도 팽팽히 맞서고 있다.

그러나 전 세계적으로 맞춤아기에 대한 확실한 법제가 마련된 곳이 없어 논란이 지속되고 있지만 몇몇 나라에서는 특정한 경우에 맞춤아기를 인정하고 있다. 예컨대, 호주 빅토리아 주의 자녀 질병치료 목적의 맞춤아기 출산(2002년 4월)과 영국의 유전질환에 시달리는 형제자매의 치료를 돕기 위한 맞춤아기 출산(2001년 12월)이 있다. 특히, 2003년 4월 영국 고등법원은 '아이의 생명을 구할 수 있다면 맞춤아기 출산은 새로운 기술의 합법적 사용'이라고 판결하였고, 2004년 7월 영국의 인간생식배아관리국(Human Fertilization & Embryology Authority, HFEA)이 질병을 앓는 자녀의 치료를 목적으로 하는 맞춤아기에 한해 규제를 완화하기로 했다고 밝혔다. 나아가 2005년 8월 영국 정부는 「인간생식 배아법」 개정을 통해 태아의 성 감별을 통한 선택 출산과 맞춤아기 시술 등을 허용할 수 있다는 방침도 밝혔다.

[맞춤아기 아담]

미국의 콜로라도 주 잉글우드에 사는 내쉬 부부는 1999년 딸 몰리가 팬코니빈혈증에 걸렸다는 사실을 알고 자신들의 골수나 간세포를 내주려 했으나 골수형이 맞지 않았다. 그리고 내쉬 부부가 일반적인 출산을 할 경우 같은 질병을 가진 아이를 출산할 확률이 25%였다. 그래서 이들은 이 질병에 걸리지 않고, 딸의 조직이 거부반응을 일으키지 않을 골수 유전자형을 지닌 배아를 선택, 출산하기로 결심하였다. 1999년 시험관 수정 후 배양한 배아 중에서 딸 몰리와 동일형의 골수 유전자형을 가진 건강한 배아를 골라 임신해 2000년 8월 아들 아담을 출산하였다. 아담의 탯줄에서 줄기세포를 추출해 몰리의 순환계에 주입하였다. 이식된 탯줄 혈액은 몰리의 골수에 이식된 지 3주일 만에 골수의 기능을 떠맡아 혈소판과 백혈구를 만들어내기 시작해 몰리의 생명을 구하게 되었다.

(3) 유전자가위

유전자가위는 특정 유전자에만 결합하는 효소를 이용해 세포에서 원하는 부위의 DNA를 정교하게 잘라내는 효소로서 유전자 편집 기술(생명체의 청사진인 DNA를 수정·조작하는 것)이다. 특정 유전자와 결합하는 효소의 종류에 따라 1세대(징크핑거), 2세대(탈렌), 3세대(크리스퍼)로 구분하고, 3세대 크리스퍼 유전자가위(CRISPR-Cas9)는 'Cas9'이라는 효소를 활용한다. 1, 2세대 기술에 비해 빠르게 교정하고 정확도가 높아 획기적인 기술로 평가받고 있지만, 오작동에 대한 보호장치가 없어 엉뚱한 DNA를 잘라내거나 너무 많은 유전자 범위를 잘라낼 가능성이 있어 2019년에는 Cas9 효소를 대체할 'xCas9'과 'SpCas9-NG'란 새로운 효소로 3세대 유전자가위 기술의 정확도를 더 높여 크리스퍼 유전자가위의 약점을 보완할 수 있다고 한다.[26]

미국의 생가모 바이오사이언스사(社)는 유전자가위를 이용한 유전자편집으로 성인 혈우병 환자 80명 이상을 대상으로 손상된 유전자를 대체하는 임상시험을 2016년에 시작한다고 발표했다. 크리스퍼 유전자가위는 ① 유전자 질환 치료(예: 유전자 편집으로 성인 혈우병 환자의 손상된 유전자를 대체하는 시술)에 이용할 수 있다는 점, ② 신개념 치료제를 개발할 수 있다는 점, ③ 고부가가치 농작물과 가축을 생산할 수 있다는 점, ④ 모기 등 해충 박멸기술을 만들어 낼 것이라는 점 등의 장점을 지녀 유전자가위는 향후 10년 이상 전 세계 생명과학계의 핫이슈가 될 것이라고 전망하는 의견이 있다.[27]

그러나, 유네스코의 국제생명윤리위원회는 '인간유전체와 인권에 대한 최신정보의 고찰'이란 보고서에서 크리스퍼 유전자가위를 인간의 수정란, 배아, 난자, 정자 등 생식세포에 적용할 경우 '더 뛰어난 인간'을 창조할 수도 있고 맞춤아기도 생산할 수 있어 생명윤리 문제를 발생시킬 수 있기 때문에 특별한 주의와 신가한 우려를 제기한다고 하면서, 생식세포에 대한 유전자가위를 이용한 유전자편집의 일시적 중단을 요청하였다. 또한, 인간 유전체에 대한 개입은 인류의 고유한 동일한 존엄성을 위협하고 우생학을 부활시킬 수 있기 때문에 오직 예방적 목적 또는 진단이나 치료 목적으로만 허용되어야 한다고 주장하였다.

뿐만 아니라 크리스퍼 유전자가위를 이용하여 종족 전체에 변형을 가할 목적으로 특정 유전자의 편향적 유전성을 자극하는 일, 즉 종 전체에 유전자변형을 강제할 수 있는 유전자 드라이버(Gene Drive)도 가능하다. 유전자 드라이버는 ① 질병의 잠재적 확산을 막고, ② 해충과 잡초의 살충제와 제초제 저항력을 바꾸어 농업에 도움이 되고,

③ 농작물을 해치는 종을 통제할 수 있고, ④ 모기를 통해 전파되는 말라리아 및 뎅기열을 제거할 수도 있다. 실제로 모기를 통해 전파되는 뎅기열을 줄이는 중요한 과제를 목적으로 유전자변형 모기 실험이 2015년 파나마에서 시행된 바 있다. 질병을 전파하는 암컷 모기와 짝짓기를 할 수 있는 약 420만 마리의 유전자변형 수컷 모기가 방사됐으며, 이들 수컷은 유충을 죽이는 유전자변형을 갖고 있었다.[28] '사이언스'지(誌)는 크리스퍼 유전자가위를 2015년 '최고 혁신기술'로 꼽았다. 그리고 '네이처'지(誌)는 꿀벌, 돼지, 매머드, 토마토 등으로 꾸민 CRISPR(크리스퍼)라는 단어로 표지를 장식했으며, 크리스퍼 유전자가위로 인해 다가올 유전자 편집 시대의 서막을 알리면서 유전자가위를 활용한 다양한 연구들을 소개했다.[29]

또한, 영국의 「유전학 사회 연구소」(Center for Genetics and Society)는 유전자변형 인간이 허용되어서는 안 되는 5가지 이유를 다음과 같이 밝히고 있다:

① 장래의 아기에 대한 심대한 위험이 우려된다. 유전자변형은 출생 전에 게놈을 변경하여 유전될 수 있는 DNA를 비가역적으로 변경하는 것을 의미하므로 신체적 완전성을 보존하고 미래를 스스로 결정할 수 있는 권리를 침해할 수 있다.

② 의학적 정당성이 약하다. 우리는 유전자를 조작하지 않고서도 유전되는 질환들의 전이를 예방할 수 있는 수단들을 이미 가지고 있다. 가장 최신의 유전자 편집기술들이라 하더라도 여전히 오적중(off-target)과 의도치 않은 효과가 미해결로 남아 있는 문제들이다.

③ 불평등을 강화시킨다. 인간 생식세포계열의 변경에 있어서 필

연적으로 발전하게 되는 사회적·상업적 역동성은 쉽게 글로벌 불일치를 악화시킬 수 있고, 새로운 분자 수준에 대한 구조적 불평등을 야기할 수 있다. 첨단 기술로 인한 우생학의 시대로 가는 문을 열지 말아야 한다.

④ 공중의 신뢰를 침해한다. 유전자 치료를 발전시키기 위해 연구하는 연구자들은 우리 종(種)의 유전적 대물림을 변경하려는 노력이 후퇴를 초래할 것이라고 염려한다. 우리는 유전적 기술을 이롭게 적용하도록 권장할 수 있고 권장해야 하며, 유해한 유전적 기술을 폐기처분해야 한다.

⑤ 글로벌 합의를 무시한다. 우리가 공유하고 있는 인간성은 평등성 보상을 위한 출발점이다. 생식세포 계열 유전자 편집은 국제인권조약들과 40개 이상의 나라에서 금지하고 있다.[30]

그런데, 2015년 4월 중국이 유전자가위 기술을 활용해 인간 배아 속 빈혈 유전자를 잘라 내 정상 유전자로 변환하는 데 성공했다는 사실이 알려져 인간 생식세포에 대한 유전자 편집을 금지해야 한다는 주장을 무색하게 만들었다. 그러나 중국의 이 연구는 돌연변이 유전자 제거 효율이 크게 떨어지고 엉뚱한 유전자까지 제거하는 경우가 생겨 실제 치료에 적용하기에는 불완전하다는 평가를 받았다. 영국은 2016년 2월 유전자가위 기술을 활용하여 유산의 원인이 되는 유전자를 밝혀내어 난임시술 성공률을 높이기 위해 인간의 수정란에서 유전자 일부를 잘라내고 편집하는 실험을 승인했고, 의회에서도 인간 배아 편집을 법적으로 허용하였다. 일본도 인간 생식세포 편집을 허용했다. 미국도 2017년 2월 국립과학원(NAS)과 국립의학원(NAM)이 그

동안의 보수적인 입장에서 선회해 실제 임신을 위한 인간 배아 편집은 안 된다고 전제한 뒤 인간 생식세포에도 유전자 편집 기초연구를 허용해야 한다는 권고안을 내놓았다. 우리나라는 아직까지 인간 배아나 생식세포에 대한 유전자 편집은 금지하고 있지만, 2017년 2월 동물실험을 통해 유전자가위로 질병을 유발하는 유전자를 제거해 난치성 눈 질환인 노인성 황반 변성을 예방·치료하는 방법을 개발하였다. 이에 유전자가위는 향후 실명치료뿐 아니라 간암이나 루게릭병 등 다양한 장기의 난치병 치료에 활용될 수 있을 것이라고 한다.

또한, 2017년 8월 한·미 과학자들이 인간 배아(수정란)에서 유전병을 일으키는 돌연변이 유전자만 골라 제거하는 데 성공하여 부모의 난치성 질환 유전자가 아기에 옮겨지는 것을 원천 차단했다고 한다. 김진수 교수와 미국의 미탈리포프 교수 공동 연구팀은 "특정 유전자만 잘라낼 수 있는 '크리스퍼 유전자가위' 기술을 이용해 인간 수정란에서 심장의 좌심실 벽이 비정상적으로 두꺼워지는 유전병으로 인구 500명당 1명꼴로 발생하는 비대성 심근증의 원인이 되는 돌연

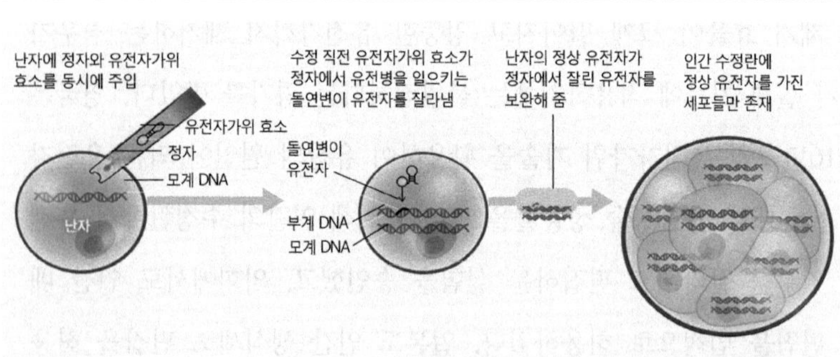

[그림 3] 유전자가위로 유전병을 차단하는 원리

변이 유전자를 제거했다"고 밝혔다. 연구진은 질병 유전자가 정상 유전자로 교정된 걸 확인한 뒤 수정란을 폐기했기 때문에 유전자가 바뀐 아기가 실제로 탄생하지는 않았다고 하여 유전병 예방을 넘어 지능이나 외모 관련 유전자를 원하는 대로 바꾸는 이른바 '맞춤형 아기'로 악용될 수 있다는 우려를 불식시켰다. 영국 런던대의 얄다 잠시디 박사는 "이번 한·미 연구진의 연구는 유전자가위로 인간 수정란에서 질병을 유발하는 돌연변이 DNA를 효과적으로 제거할 수 있음을 보여준 첫 사례"라고 평가했다.[31]

중국은 한걸음 더 나아가 2018년 11월에 "유전된 질병을 치료하거나 예방하는 것이 아니라 향후 에이즈 바이러스 감염 가능성에 저항할 수 있는 능력을 부여하기 위한 목적"으로 세계 최초로 배아의 유전자 편집을 통해 후천성면역결핍증 예방 면역체계를 갖춘 여아 쌍둥이가 태어났다고 주장했다. 이에 대해, 히버드 대학의 조지 처치 교수는 "에이즈는 점점 커지는 공중보건 위협"이라며 "해당 유전자를 편집해 앞으로 에이즈를 퇴치할 수 있다면 정당한 것이라 생각한다"고 옹호하였고, 미국 펜실베니아 대학교 유전자편집 전문가인 키란 무 누루 교수는 "인간을 상대로 실험하는 것은 도덕적으로나 윤리적으로 비양심적인 행위"라고 강력 비판했다.[32] 이에 WHO는 유전자 편집은 의도하지 않은 결과를 초래할 수 있는 미지의 영역으로서 심각하게 받아들여야 할 문제이고 이 기술이 미래 인류의 복지에 해를 끼쳐선 안 된다고 하여 전문가 패널을 구성해 유전자 편집에 대한 윤리 및 안전성 문제를 연구할 방침이라고 밝혔다.[33] 또한, 2018년 11월 27일부터 사흘간 홍콩에서 개최된 '제2회 인간 유전자편집 정상회담'

조직위원회는 성명서를 통해 현재 생식세포 유전자편집의 임상시험을 허가하기에는 위험성이 너무 크고 생식세포 유전자편집의 임상적 적용은 무책임한 행동이라고 비난하였다.[34]

제 4 장

줄기세포와 인간복제 및 재생의료

- 배아는 생명체인가 아니면 세포덩어리인가에 관한 배아의 지위 문제를 이해
- 줄기세포의 개념, 종류 및 분화능력을 이해
- 배아 및 배아줄기세포의 개념, 배아복제 및 연구, 그리고 줄기세포연구 및 치료 등의 생명윤리문제와 법적 문제를 이해
- 복제양 돌리 사례와 인간복제문제를 이해
- 재생의료를 이해

1. 줄기세포

(1) 배아의 지위: 배아는 생명체인가 아니면 세포덩어리인가

줄기세포는 인체의 특정 부위에 소량 존재하거나 배아로부터 생산되는 세포로, 형질의 변화 없이 무한 증식할 수 있고, 신경·근육·연골 등 다양한 종류의 세포로 분화할 수 있다는 점에서 일반적인 체세포와 차이가 있다. 특히, 배아에서 유래된 줄기세포인 배아줄기세포가 생명윤리와 관련하여 많은 쟁점을 야기하고 있다. 따라서, 배아줄기세포를 이해하기 위해서는 우선 배아에 대한 이해가 전제되어야 한다. 「생명윤리 및 안전에 관한 법률」 제2조 제3호에서는 '배아'를 인간의 수정란 및 수정된 때부터 발생학적(發生學的)으로 모든 기관(器官)이 형성되기 전까지의 분열된 세포군(細胞群)으로 정의하고 있다.

헌법재판소도 "초기배아는 수정이 된 배아라는 점에서 형성 중인 생명의 첫걸음을 떼었다고 볼 여지가 있기는 하나 아직 모체에 착상되거나 원시선이 나타나지 않은 이상 현재의 자연과학적 인식 수준에서 독립된 인간과 배아 간의 개체적 연속성을 확정하기 어렵다고 봄이 일반적이라는 점, 배아의 경우 현재의 과학기술 수준에서 모태 속에서 수용될 때 비로소 독립적인 인간으로의 성장가능성을 기대할 수 있다는 점, 수정 후 착상 전의 배아가 인간으로 인식된다거나 그와 같이 취급하여야 할 필요성이 있다는 사회적 승인이 존재한다고 보기 어려운 점 등을 종합적으로 고려할 때, 기본권 주체성을 인정하기 어렵다."고 결정하여 배아의 생명권을 인정하고 있지는 않다(헌법재판소 2010. 5. 27. 2005헌마346 결정).

즉, 정자와 난자의 수정 후 14일째 나타나는 원시선 발생 때까지의 배아('초기배아'라고도 함)를 생명체가 아닌 세포덩어리로 보아, 생명체는 수정된 때부터 시작한다는 입장의 "배아줄기세포를 추출하는 것은 생명체의 파괴로 보아 인간의 존엄성을 해친다"는 비판을 피하고 있다. 이 정의에 따라 원시선 발생 이전인 배반포 단계에서 내세포 덩어리(=배아줄기세포)를 꺼내 40~70회 정도 분열시켜 불멸화되어 무한정 분열할 수 있는 세포인 배아줄기세포주(Embryonic stem cell lines)를 수립한다.[1] 일반적으로 세포는 배양하지 않고 그냥 두면 저절로 소멸하기 때문에 배양을 하여 소멸하지 않는 세포주를 수립하여 사용한다. 「생명윤리 및 안전에 관한 법률」 제2조 제10호에서는 '배아줄기세포주'를 배아, 체세포복제배아, 단성생식배아 등으로부터 유래한 것으로서, 배양 가능한 조건에서 지속적으로 증식(增殖)할 수 있고 다양한 세포로 분화(分化)할 수 있는 세포주(細胞株)로 정의하고 있다.

[헬라세포 (HeLa Cell)]

헬라세포는 1951년 자궁경부암으로 사망한 헨리에타 랙스(Henrietta Lacks)의 세포를 배양시킨 무한번식 인간세포를 말한다. 지난 수십년 동안 인간 생물학과 질병 연구의 표준으로 사용돼 왔으며 소아마비 백신, 항암치료제, 에이즈치료제 개발은 물론, 파킨슨병 연구와 시험관 아기 탄생 등 의학 발전에 활발히 이용돼 왔다. 헨리에타 본인은 물론이고, 가족들도 헨리에타의 세포가 배양을 통해 전 세계 실험실에서 증식되고 있다는 사실을 알지 못했다. 2013년 3월 독일 연구자들이 이 세포의 전체 게놈 정보를 해석해 공개하면서 헬라세포를 둘러싼 윤리 논란이 재점화되었다. 이에 헨리에타의 유족과 일부 과학자·생명윤리학자들은 연구팀이 헨리에타 후손들이 물려받았을 유전적 특성을 노출할 수 있음을 알고 있으면서도 헬라세포 게놈을 공개하기로 결정한 것에 대해 신랄하게 비판하였다. 즉, 제공자가 누구인지 아는 게놈 정보의 공개에 대해서는 ① 가족과 아무런 상의없이 제공자가 누구인지 아는 헬라세포의 유전정보를 공개 출판한 것은 신중하지 못한 행위라는 점, ② 연구자들은 게놈 제공자의 개인정보를 인식 또는 확인하지 말아야 한다는 점, ③ 게놈 정보를 공개하려면 그 정보에 접근할 수 있는 보호장치를 마련해야 한다는 점 등의 생명윤리 및 법적 문제가 있다는 것이다. 이에 대해서 미국 국립보건원(NIH)은 2013년 8월에 헨리에타 랙스의 가족들이 헬라세포 게놈 데이터 활용을 허용했으며, 그 활용조건은 접근이 제한된 NIH 데이터베이스에 게놈 정보를 저장하고, 연구를 원하는 학자는 가족 대표 두 명이 포함된 위원회의 사전 승인을 받아야 한다고 발표하였다.[2]

(2) 줄기세포의 유형

줄기세포는 신체의 어느 부위로 될 수 있는가의 분화능력에 따라 전능줄기세포, 만능줄기세포, 다능줄기세포로 구분한다. 그리고 줄기세포는 어느 세포나 조직(=원천물질)으로부터 추출하는가에 따라 배아줄기세포와 성체줄기세포로 구분한다. 또한, 체세포의 핵을 뺀 난자에 집어넣는 핵치환술을 통해 형성한 체세포복제배아로부터 추출한 체세포복제배아줄기세포, 체세포를 역분화시켜 만든 유도만능줄기세포가 있다.

1) 배아줄기세포(Embryonic Stem Cell)

배아줄기세포는 배아를 1~2백 개의 세포로 이뤄진 배반포까지 발생시켜 그 안쪽에 위치한 내세포 덩어리로부터 추출한다. 배아줄기세포를 만능줄기세포(Pluripotent Stem Cell)라 하는데, 여기서 '만능'이란 신경, 혈관, 근육 등 인체를 이루는 여러 다양한 조직으로 분화될 수 있는 가능성을 말하지만 생명체를 만들지는 못한다. 미국 위스콘신 대학교의 제임스 톰슨 연구진이 1998년에 인간배아줄기세포를 최초로 수립하였고 배아줄기세포를 이용한 치료법 개발의 가능성을 확신하였으며, "그것은 더 이상 과학소설의 세계에 속하지 않는다. 나는 내 삶이 끝나기 전에 이 치료법으로 질병이 치료되는 광경을 보게 될 것이라고 진심으로 믿는다."고 하였다.[3] pluri는 라틴어로 plures, 즉 several 혹은 many라는 뜻이다.

2) 성체줄기세포(Adult Stem Cell)

성체줄기세포는 지방세포나 골수 등 인체조직 곳곳에 있는 미분화 세포로 태아기, 신생아기 및 성체기의 각 조직 및 장기의 성장과 발달은 물론 성체조직의 항상성 유지와 조직 손상 시 재생을 유도하는 기능을 가지는 줄기세포이다. 성체줄기세포는 배아줄기세포보다 더 많은 발달단계를 거쳐 분화능력이 떨어지지만 간, 뇌, 뼈 같은 세포들보다는 분화가 덜 된 세포로서 다능줄기세포(Multipotent Stem

Cell)라 하며, 국지적으로 기관의 세포를 보충하고 수선하는 데 알맞도록 분화할 수 있는 줄기세포이다. 골수줄기세포, 제대혈줄기세포 등이 성체줄기세포에 해당한다. 성체줄기세포는 배아로부터 유래하는 것이 아니기 때문에 생명파괴라는 생명윤리문제를 회피할 수 있다. 그리고 분화능력이 어디까지인지 아직 완전히 밝혀지지 않았기 때문에 생명파괴라는 생명윤리문제를 야기하는 배아줄기세포 대신에 성체줄기세포를 연구 및 치료에 사용하자는 의견도 있다.[4]

3) 유도만능줄기세포 (induced Pluripotent Stem Cell, iPSC)

유도만능줄기세포란 레트로바이러스를 운반체(벡터)로 이용하여 성체 세포에 유전자를 집어넣어 역분화를 일으켜 만들어진 줄기세포로 만능줄기세포이다. 2006년 일본 교토대 야마나카 신야 교수는 다 자란 피부세포를 배아상태로 되돌려 모든 조직으로 분화할 수 있는 유도만능줄기세포를 만들었다. 환자맞춤형 줄기세포 생산이 가능하고 배아를 파괴하지 않기 때문에 생명윤리문제를 피할 수 있는 장점을 가진다. 그러나 유도만능줄기세포는 세포의 역분화 유도과정에 다른 유전자를 집어넣거나 변형기술을 사용하고 있기 때문에 유전자 변이가 생길 가능성이 높고, 유전적 안정성이 규명되지 않아 치료목적으로만 따진다면 배아줄기세포에 뒤처지고 임상에 활용하기에도 한계가 있다. 그럼에도 불구하고 유도만능줄기세포를 이용한 다양한 시도가 행해지고 있고 그 성과도 발표되고 있다. 2014년 일본 이화학연구소 연구팀은 유도만능줄기세포로 망막세포를 만들어 환자에게 이식하는 데 성공했고, 2016년에는 일본 오사카대 연구팀이 유도만능줄기세포로 각막세포를 만들어냈다. 2018년에는 교토대 연구팀이 유도만능줄기세포를 이용해 파킨슨병 치료 임상시험에 들어갈 예정이고, 게이오대 연구팀은 중추신경 치료, 오사카대 연구팀은 심장병 치료 임상시험을 준비 중이다.

4) 전능줄기세포(Totipotent Stem Cell)

전능줄기세포란 8세포기까지의 세포로 모든 유형의 세포로 되어 하나의 완전한 생명체로 발생해 나갈 수 있는 세포이다. 즉, 이 시기의 세포를 각각 분리하여 자궁에 이식하면 하나의 완전한 개체인 생명체로 발생해 나갈 수 있다. 수정란 단계에서 가능하며, toti는 라틴어로 tatus, 즉 entire라는 뜻이다.

5) 체세포복제 배아줄기세포(Somatic Cell Nuclear Transfer Embryonic Stem Cell, SCNT-ESC)

체세포복제 배아줄기세포란 핵을 빼낸 인간의 난자에 본인 혹은 다른 사람의 체세포 핵을 집어넣어(이 기술을 '핵치환술'이라 함) 전기충격을 가해 분열을 일으켜 배반포를 만들고, 이 배반포로부터 추출된 만능줄기세포를 말한다. 가장 이상적인 환자맞춤형 줄기세포로 여겨지지만, 연구용 난자의 확보와 난자 파괴와 같은 생명윤리문제와 낮은 성공률 등의 문제를 여전히 가지고 있다. 2013년 세계 최초로 미국 오레곤 보건과학대 슈크라트 미탈리포프 교수팀은 체세포복제 방식으로 인간배아줄기세포를 만드는 데 성공했다. 여성 태아의 피부세포(=체세포)를 핵을 제거한 난자에 넣은 뒤 전기 자극을 주어 수정란을 만든 후 5~7일이 지나 세포가 150개 정도로 분열한 상태에서 배아줄기세포를 추출하였다. 체세포복제 배아줄기세포는 환자맞춤형 치료뿐만 아니라 미토콘드리아 질환을 가진 여성의 난자의 핵을 핵치환술을 이용하여 제3의 여성의 핵을 제거한 난자에 삽입하는 세부모 체외수정법(아래 제5장 1. (2) 2) 참조)과 같은 새로운 보조생식술에도 사용되고 있다.

(3) 줄기세포의 가치 및 줄기세포 연구의 필요성

배아줄기세포, 유도만능줄기세포, 체세포복제 배아줄기세포 등 다양한 유형의 줄기세포의 분리를 포함하여 수많은 최근의 획기적 성과 덕분에 줄기세포를 인체에 활용하기 위한 연구가 활발히 이루어지고 있다. 줄기세포는 신약 후보 물질을 시험하는 효과적인 인체 대체 모델이 될 수 있고, 줄기세포를 가지고 다양한 조직으로 분화가 어떻게 일어나는지를 살펴본다면 암 등의 질병이 어떻게 발생하는지에 대한 실마리를 찾을 수 있다. 줄기세포연구를 통해 소아 당뇨병, 알츠하이머병, 파킨슨병, 척수손상 등과 같은 절망적 질병과 상태의 치료법을 개발하여 재생의료에 기여할 수 있고 신약개발도 촉진시킨다.[5] 그럼으로써, 장애를 완화시키거나 질병을 치료할 새로운 줄기세포기반 치료를 언젠가는 받을 수 있다는 희망을 환자들에게 제공하기도 한다. 뿐만 아니라 줄기세포기반 치료가 백혈병 치료를 위한 조혈줄기세포 이식과 화상 및 각막에 대한 상피줄기세포기반 치료와 같이 이미 치료의 기준이 되어 있는 경우도 있다.

또한, 배아줄기세포는 병의 근원치료 및 환자 맞춤치료를 가능하게 하므로 미래 의료산업 변화의 원동력이 될 수도 있어 전 세계적으로 막대한 자금지원을 통해 배아줄기세포연구가 활발히 이루어지고 있다.[6] 우리나라와 미국은 배아줄기세포(체세포복제 배아줄기세포 포함) 및 성체줄기세포 연구와 치료제 개발에, 일본은 유도만능줄기세포 연구와 치료제 개발에 중점을 두고 있다. 그리고 체세포복제 배아줄기세포는 ① 환자맞춤형 인간배아줄기세포주를 수립할 수 있고, ② 배아 발생과정 및 역분화 조절 기작 등의 다양한 학문적 연구에 활용될 수 있고, ③ 개인별 난치병 치료에 사용될 수 있고, ④ 면역적합항원(HLA) 맞춤형 범용 세포치료제의 공급원으로 향후 실질적 줄기세포 치료제의 실용화에 기여할 수 있을 것이다.[7]

특히, 「생명윤리 및 안전에 관한 법률」은 아래 사항들을 규정하여 배아줄기세포연구(체세포복제 배아줄기세포연구 포함)의 적법한 수행에 만전을 기하고 있다.

① 배아생성의료기관의 지정(제22조): 보건복지부장관으로부터 배아생성의료기관으로 지정받은 기관에서만 배아생성을 할 수 있다.

② 배아생성에 관한 준수사항(제23조): 임신 목적으로만 배아를 생성하고 배아 생성 시 특정행위를 할 수 없고 배아나 난자 또는 정자의 제공·이용·유인·알선도 할 수 없다. 특히, '재산상의 이익 그 밖에 반대급부를 조건으로' 난자를 이용하는 행위에는 난자 제공의 대가로 물건 또는 권리의 이전 등 적극적 이익을 제공하는 것뿐만 아니라 채무면제 등 소극적 이익을 제공하는 것도 난자를 이용하는 행위에 포함된다. 또한, 난자를 인공수정배아의 생성에 이용하는 경우뿐만 아니라 체세포복제배아의 생성에 이용하는 경우에 – 병원에서 불임여성들로부터 인공수정 시술비 등을 감면하여 주는 조건으로 인

공수정 시술에 사용하고 남은 난자를 제공받아 체세포복제 배아줄기세포 연구에 이용한 경우 – 도 '재산상의 이익 그 밖에 반대급부를 조건으로' 난자를 이용하는 행위에 해당한다[줄기세포 연구 논문 조작 사건–대법원 2014. 2. 27. 선고 2011도48 판결].

③ 배아 생성 시의 동의(제24조): 배아 생성 시에는 충분한 정보에 의한 서면동의를 획득해야 한다.

④ 배아의 보존과 폐기(제25조): 배아의 법정 보존기간은 5년이지만 동의권자가 기간을 조정할 수 있다.

⑤ 잔여배아 및 잔여난자의 제공(제26조): 연구에 필요한 잔여배아를 배아연구계획서의 승인을 받은 배아연구기관에 제공하거나 잔여난자를 체세포복제배아 등 연구계획서의 승인을 받은 체세포복제배아 등의 연구기관에 제공하는 경우에는 무상으로 하여야 한다.

⑥ 난자 기증자의 보호(제27조): 난자를 채취하기 전에 배아생성의료기관은 난자 기증자에 대해 건강검진을 해야 한다.

⑦ 배아생성의료기관의 준수사항(제28조): 배아·난자 및 정자는 동의서에 적힌 내용대로 취급해야 하고, 잔여배아·잔여난자의 보존·취급 및 폐기는 보건복지부령으로 정하는 바에 따라 관리를 철저히 해야 한다.

⑧ 잔여배아연구(제29조): 배아줄기세포연구는 잔여배아에 국한해서 할 수 있고 발생학적으로 원시선(原始線)이 나타나기 전까지만 체외에서 난임치료법 및 피임기술의 개발을 위한 연구나 근이영양증(筋異營養症), 그 밖에 대통령령으로 정하는 희귀·난치병의 치료를 위한 연구만 할 수 있다.

⑨ 배아연구계획서의 승인(제30조): 배아연구기관은 잔여배아의 연구를 하려면 미리 보건복지부장관에게 배아연구계획서를 제출하여 승인을 받아야 한다.

⑩ 체세포복제배아연구(제31조): 체세포복제배아줄기세포연구는 희귀·난치병의 치료를 위한 연구목적으로만 할 수 있다.

⑪ 배아연구기관의 준수사항(제32조): 배아연구기관 및 체세포복제배아 연구기관은 해당 기관에서 수행하는 연구로 인하여 생명윤리 또는 안전에 중대한 위해가 발생하거나 발생할 우려가 있는 경우에는 연구 중단 등 적절한 조치를 해야 한다.

그리고, 「생명윤리 및 안전에 관한 법률」은 배아 파괴라는 생명윤리문제를 야기하는 배아줄기세포주의 특성으로 인해 ① 배아줄기세포주를 수립하거나 수입한 자는 그 배아줄기세포주를 보건복지부장관에게 등록하여야 한다는 배아줄기세포주의 등록(제33조), ② 배아줄기세포주를 수립한 자가 그 배아줄기세포주를 타인에게 제공할 경우 기관생명윤리위원회의 심의를 거쳐야 하고 무상으로 제공해야 한다는 배아줄기세포주의 제공(제34조), ③ 등록된 배아줄기세포주는 체외에서 질병의 진단·예방 또는 치료를 위한 연구, 줄기세포의 특성 및 분화에 관한 기초연구, 그 밖에 국가생명윤리심의위원회의 심의를 거쳐 대통령령으로 정하는 연구목적으로만 이용할 수 있다는 배아줄기세포주의 이용(제35조) 등을 규정해 두고 있다.

(4) 줄기세포연구와 관련된 생명윤리문제

1) 배아줄기세포연구의 경우

배아줄기세포연구는 생명윤리 관점에서 ① 생명은 정자와 난자의 수정으로부터 시작한다는 입장에서 보면 배아줄기세포연구는 배아줄기세포를 추출하는 과정에서 배아의 파괴로 인한 배아의 죽음을 전제로 하기 때문에 살인과 같다는 문제, ② 배아연구를 허용하면 배아가 물건처럼 매매될 우려가 있어 생명은 임신으로부터 시작한다는 입장에서 보면 배아 제공에 따른 댓가 지불을 통해 인간을 착취하고 노예화하여 인간의 존엄성을 심각하게 훼손하고 인간을 수단화한다는 문제, ③ 배아연구를 허용하면 배아가 물건처럼 매매될 우려가 있어 난자 제공에 따른 댓가 지불을 통해 여성의 착취가 될 수 있다는 문제, ④ 동물의 난자에 사람의 체세포핵을 이식하거나 사람의 난자에 동물의 체세포핵을 이식해서 배아를 생성해 줄기세포를 만들려는 이종배아생성의 문제, ⑤ 인간배아줄기세포의 동물에의 이식문제, ⑥ 난자 등 제공자의 보호문제, ⑦ 난자 냉동보관 서비스 제공과 같은 상업화문제 등이 우려된다.

특히, ④의 경우와 같은 이종교잡은 사람들에게 도덕적 혐오감을 불러일으킬 수 있고, 만약 이 배아를 동물 또는 사람의 자궁에 착상시켜 태어나게 한다면 키메라(chimera) 문제가 발생한다. 「생명윤리 및 안전에 관한 법률」은 제21조에서 이종(異種) 간의 착상 등을 금지하고 있다. 제21조 제1항에서 인간의 배아를 동물의 자궁에 착상시키거나 동물의 배아를 인간의 자궁에 착상시키는 행위를 금지하고 이를 위반하여 인간의 배아를 동물의 자궁에 착상시키거나 동물의 배아를 인간의 자궁에 착상시킨 사람은 제65조에 따라 5년 이하의 징역형에 처하고 그 미수범도 처벌된다. 제21조 제2항에서 인간의 난자를 동물의 정자로 수정시키거나 동물의 난자를 인간의 정자로 수정시키는 행위(다만, 의학적으로 인간의 정자의 활동성을 시험하기 위한 경우는 제외), 핵이 제거된 인간의 난자에 동물의 체세포 핵을 이식하거나 핵이 제거된 동물의 난자에 인간의 체세포 핵을 이식하는 행위, 인간의 배아와 동물의 배아를 융합하는 행위, 다른 유전정보를 가진 인간의 배아를 융합하는 행위를 금지하고 이를 위반하여 인간 또는 동물의 자궁에 착상시킨 사람은 제66조에 따라 3년 이하의 징역형에 처하고 그 미수범도 처벌된다. 제21조 제3항에서 위 제2항의 행위로부터 생성된 것을 인간 또는 동물의 자궁에 착상시키는 행위를 금지하고 이를 위반하여 인간 또는 동물의 자궁에 착상시킨 사람은 제65조에 따라 5년 이하의 징역형에 처하고 그 미수범도 처벌한다.

⑤의 경우에는 인간배아줄기세포가 동물의 뇌세포나 생식세포에 이식되어 인간 종의 본질적 정체성에 영향을 미칠 수 있다.

⑥의 경우에는 기증자의 사생활 보호와 관련된다. 특히, 정자와 난자와 같은 생식세포와 배아의 기증은 다른 신체조직의 기증보다도 더욱 민감하기 때문에 기증자의 사생활 보호가 중요하다. 또한, 기증자를 어떠한 연구에 참여시키는는지, 기증자의 몸에서 유래된 정자나 난자 혹은 배아로 어떤 목적의 무슨 연구를 할 것인지 등에 대해 연구자는 기증자로부터 충분한 정보에 의한 동의를 획득해야 한다.[8]

⑦은 직장생활에 지장을 주는 출산을 미루려는 여성들이 젊었을

때의 건강한 난자를 보관했다가 나중에 이를 이용하여 아이를 갖겠다는 경우(여성의 사회적 성공과 육아가 충돌하는 문제 해결)뿐만 아니라 유전질환을 가진 딸의 장래의 출산을 위해 자신의 난자를 냉동 보관하고자 할 때 이용할 수 있다. 예컨대, A는 선천적으로 불임인 터너증후군을 가진 7살 딸을 위해 자신의 난자를 냉동 보관하여 놓았다. 터너증후군이 있으면 폐경이 빨리 찾아와서 성인이 되어도 난자를 생성하지 못하게 된다. 만일 엄마의 난자를 사용하여 자신의 아이를 낳게 되면 태어난 아이의 육체적 엄마와 유전적 엄마가 다르게 된다. 태어난 아이의 입장에서는 외할머니가 유전적 엄마이고 자신의 엄마와는 부(父)가 다른 형제가 되는 셈이다. 태어난 아이의 아빠의 입장에서는 이 아이는 자신의 딸인 동시에 장모의 딸이고 자기 부인과는 부(父)가 다른 형제가 된다. 이와 같은 아이의 정체성 문제로 인하여 생명윤리 논쟁이 있다.

그리고 체세포복제배아연구는 연구목적으로 체세포복제배아를 임의로 창출하는 행위, 연구목적의 난자 기증과 확보 문제, 그리고 무엇보다도 인간복제에 대한 우려와 같은 생명윤리문제를 야기한다. 특히, 인간복제와 관련한 우려에 대해서는 아래 '2. 인간복제'에서 상세히 기술한다.

그 밖에, 최근의 국제지침들이 배아줄기세포연구를 허용할 때 윤리문제와 연구대상자 보호를 위해 전문적인 배아줄기세포 연구위원회의 엄격한 감독을 받도록 권고하고 있다. 미국 국립과학원은 '배아줄기세포연구감독(Embryonic Stem Cell Research Oversight, ESCRO)' 위원회를 통하여 인간배아줄기세포연구가 책임있고 윤리적으로 민감한 방법으로 수행되고 생명의료연구 전반에 포함되어 있는 모든 규제 요건들을 준수하여 수행된다는 것을 보장하도록 한다. 국제줄기세포학회(International Society for Stem Cell Research, ISSCR)는 배아줄기세포연구의 특성을 평가할 수 있는 특별 감독 메카니즘 또는 기구에 의한 '줄기세포연구감독(Stem Cell Research Oversight, SCRO)'이라는 절차를 통해 심사, 승인 및 지속 모니터링을 받도록 규정하였다.[9]

2) 성체줄기세포연구의 경우

성체줄기세포연구의 경우 배아의 파괴로 인한 생명윤리문제는 발생하지 않지만 제대혈 은행과 같이 인체조직의 상업화 가능성 문제가 존재한다.[10]

[제대혈 은행]

제대혈은 탯줄 혈액으로 혈액을 만드는 조혈줄기세포(=조혈모세포)를 만들 수 있고 백혈병 등 혈액 관련 난치병에 사용될 수 있다. 그 밖에 조혈모세포는 혈액, 연골, 지방, 간세포, 심장세포 등 다양한 조직으로 분화할 잠재력을 가지며 뇌신경 질환, 척수 손상 등의 난치병 치료에 이용될 수 있다. 보관된 제대혈은 앞으로 그 아이를 위해서 또는 그 아이의 형제자매를 위해 사용될 수 있다. 기존의 자녀에게 도움이 될 제대혈을 얻기 위해 일부러 임신하는 경우도 있다. 이렇게 해서 태어난 아이를 '구세주 아기'라고 하는데, 기존의 자녀가 사망에 이를 수 있는 혈액 관련 질환이 있는 경우 동생에게서 얻은 적합한 제대혈이 분명히 도움이 된다.

제대혈사업자의 입장: 제대혈 은행의 고객은 냉동 보관된 조직

들을 이용하여 다시금 몸에서 중요한 부분인 혈관계가 재생되므로 더 이상 쇠약해지지 않을 수 있다. 분만 직후 제대혈을 채취하는 것은 산모나 아기에게 전혀 해를 끼치지 않는다. 탯줄에 조그마한 구멍을 내어 혈액을 채취할 수 있다.

영국의 왕립산부인과협회: 제대혈은 일반적으로 분만 후가 아닌 분만 진행 중에 채취된다. 태아 분만 직후부터 태반이 다 빠져나오는 단계인 분만 3기에 제대혈 추출을 선호한다. 신생아가 나온 후에도 산모의 출산은 계속된다. 태반이 배출된 후보다 자궁에 부착되어 있을 때 혈액을 수집해야 더 많은 양을 얻어 줄기세포 수가 많아지며, 감염의 가능성도 줄어든다. 산모를 위해 필요한 조치를 하고 탯줄을 통해 아기에게 되도록 많은 혈액이 흘러가게 해야 하는 상황에서, 산모나 아기의 이익과 영리를 추구하는 제대혈 은행의 이익이 크게 상충한다. 산모와 신생아를 돌보는 것이 아니라 탯줄에서 어떻게 하면 더 많은 혈액을 채취할 것인가에 신경을 쓰는 것은 매우 위험한 일이다. 태반이 여전히 자궁에 붙어 있을 때, 심지어 신생아가 첫 호흡을 하기도 전에 즉시 탯줄을 묶어야만 제대혈을 가장 많이 얻을 수 있다.[11]

2. 인간복제

체세포복제배아연구는 자칫 인간복제로 이어질 수 있는 위험을 지닌다. 인간복제는 유전적 쌍둥이를 탄생시키는 개체복제(reproductive cloning)와 환자맞춤형 치료용 줄기세포를 생산하기 위한 치료복제(therapeutic cloning)를 말한다. 개체복제와 치료복제의 과정은 동일한데, 핵치환술을 통해 복제된 배아를 인간의 자궁에 착상시키면 개체복제로 들어서게 된다.

인간의 복제(=개체복제) 과정은 다음과 같다: ① 제공받은 난자에서 핵을 제거하고 본인의 체세포에서 제거된 핵을 핵이 제거된 난자에 집어넣음(핵치환술)→② 체세포의 DNA가 자신이 성체세포였다는 것을 기억하지 못하도록 하고 세포의 시간이 배아단계로 돌아가도록 리프로그래밍함→③ 체세포핵을 이식한 난자를 전기 충격으로 활성화한 후 실험실에서 초기배아로 만듦→④ 초기배아를 대리모에게 착상시켜 복제아기를 탄생시킴.

치료복제의 경우에는 ①부터 ③까지는 개체복제의 과정과 동일하지만 마지막 ④ 단계에서 대리모에게 착상시키는 대신에 배양접시에서 배양한 후 배아줄기세포를 추출한다. 이렇게 추출된 배아줄기세

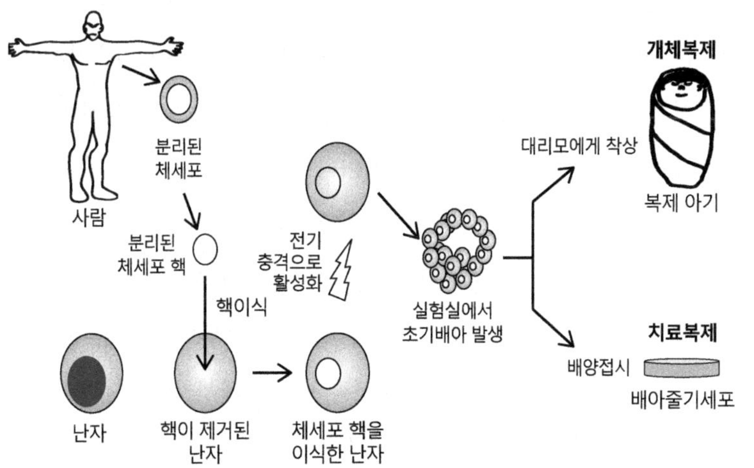

[그림 4] 치료복제와 개체복제

포가 체세포 제공자에게 맞춤식 치료용으로 사용된다.

현재, 개체복제는 대부분의 나라에서 금지되어 있다. 치료복제에 대해서도 ① 연구를 위한 줄기세포를 획득하기 위해서만 생명을 창조한다는 이유로, ② 치료복제에 관한 도덕적 비용이 줄기세포연구로부터 초래될 수 있는 잠재적 편익을 훨씬 더 초과한다는 이유로 비판이 존재한다.

개체복제에 대해서는 1932년 올더스 헉슬리는 《멋진 신세계》에서 "평등하게 태어난 모든 인간의 근원적인 존엄과 인권을 모독하고 자연적 부모가 없는 복제인간을 만들어 부부의 결합과 그로 인한 가정이 토대가 되는 사회의 근원적인 구조를 붕괴시킬 것이다"고 하면서 그 위험성과 부정적 측면을 나타냈다.

반면에 폴 뇌플러는 복제인간에 대한 장·단점을 다음과 같이 기술하고 있다: "복제된 아이는 나이 든 핵 기증자와 거의 비슷하게 생겼으므로 인간에게 가장 근본적인 서로 다를 권리가 박탈된다. 복제된 인간은 성공한 핵 기증자처럼 지능이 높고 의욕적이며 기술사회에 잘 적응할 수 있다. 또한, 좋은 교육을 받고 신체적으로도 강하며 성공적인 삶을 살 것이다. 적응력이 뛰어나며 걸출한 인재가 될 이런 후손을 만들지 못하게 하는 의사결정은 강하게 비난받아야 한다. 하지만 핵이식으로 만든 아이에게는 심리적 부적응자가 될 가능성 역시 똑같이 존재한다. 핵 기증자의 배경에 집착하다 부모와의 유대감을 상실할 수도 있다. 복제된 아이에게는 평생 반복해서 분석 당하며 실험 대상 취급을 받는다는 점도 큰 충격을 줄 수 있다."[12]

또한, 1996년 7월 복제양 돌리의 탄생으로 인간복제의 가능성이 열리는 동시에 세계적 우려가 제기되었다. 예컨대, "연구자들 경악하다. … 허구가 사실이 되고 끔찍한 가능성들이 제기되다", "복제기술의 발견은 양의 탈을 쓴 늑대를 풀어놓았다. 돌리, 사후의 삶으로 향하는 문을 열다. 성체세포로부터 포유류를 복제하기란 상당히 어렵겠지만, 더 이상 불가능하다고 여길 수 없다.", "돌리의 탄생은 의학과 생물학의 신세계로 들어가는 문을 열었다. 돌리 이후에 우리는 이 세계의 보물들과 함정들을 일부나마 언뜻 볼 수 있었지만, 우리는 여전히 알아야 할 것이 많다" 등의 우려가 제기되었다.

사실 돌리의 탄생은 가축의 유전자를 변형시켜서 더 건강하고 더 생산적인 양의 품종을 만들기 위한 일종의 우회로였고, 수컷 양의 도움없이 새끼를 낳도록 하겠다는 것이 이언 윌머트 등 연구진의 목표였다. 돌리의 복제과정은 다음과 같다: ① 제공받은 난자에서 핵을 제거하고 제3의 6년생 양의 젖샘세포의 핵을 난자에 집어넣음(핵치환술) → ② 젖샘세포의 DNA가 자신이 성체세포였다는 것을 기억하지 못하도록 하고 세포의 시간이 배아단계로 돌아가도록 리프로그래밍함 → ③ 그 난자를 전기로 충격을 가한 후 초기배아로 만들어 대리모 양에게 착상시켜 돌리를 탄생시킴. 이처럼 돌리를 탄생시키기 위해 총 3마리의 각기 다른 암컷 양이 필요했고, 돌리는 태어난 지 6년 후 사망하였다. 일반적으로 양의 수명은 12년인데 6년생 암컷 양의 체세포 핵의 유전정보를 지닌 돌리가 남은 6년만 생존한 것이 아닌가 하는 의문으로 복제의 위험성이 야기되었다.[13]

그러나, 복제를 통해 유전적으로 똑같은 동물을 많이 만들면 ① 특정 유전자를 제거한 다른 동물과 비교하는 연구를 하기 쉽고, ② 질병 연구도 수월해지고(복제된 원숭이를 사용하면 동일한 약제를 다른 용량으로 투여한 후 약의 효과를 정확하게 측정할 수 있음. 또한 수면장애, 당뇨병, 암 및 퇴행성 질환을 비롯한 다양한 병의 치료법을 개발하는 데 도움), ③ 인공장기 개발이나 배아줄기세포 연구에도 큰 도움을 줄 수 있다고 한다. 또한, 중국에서는 2018년 1월에 핵을 제거한 원숭이 난자에 다른 원숭이 피부세포의 핵을 넣어서 만든 복제 수정란을 통해 '쭝쭝'과 '화화'라는 원숭이를 복제하여 세계 최초로 영장류 복제에 성공하였다고 발표했다. 더 나아가 중국에서는 2019년 1월에 유전자가위로 특정 유전자를 제거하여 수면병 및 호르몬병, 우울증, 조현병 등의 다

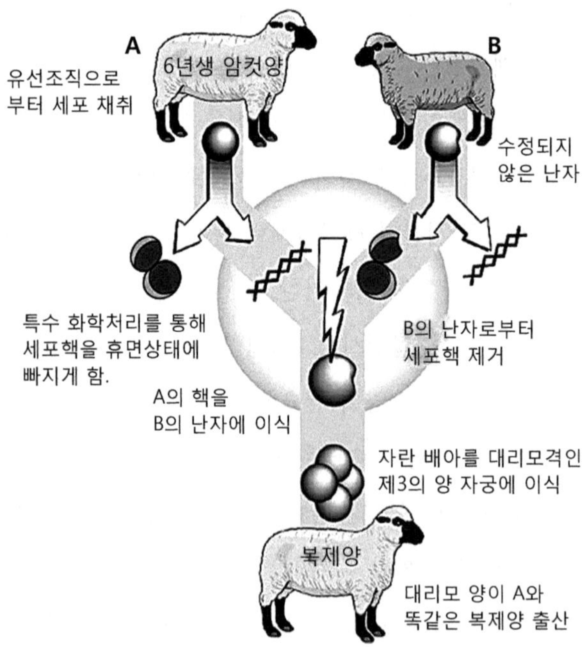

[그림 5] 돌리의 복제 과정

양한 정신적 병증을 일으키는 정신질환을 갖고 태어난 원숭이를 복제하는 데 성공했다고 발표했다. 영장류 복제는 인간 복제로 이어질 우려가 있어 세계 대부분 국가가 금지하고 있는 데다 유전자 편집으로 장애를 가진 원숭이를 복제한 터라 논란이 예상된다.[14]

「생명윤리 및 안전에 관한 법률」은 ① 제20조에서 "누구든지 체세포복제배아 및 단성생식배아를 인간 또는 동물의 자궁에 착상시켜서는 안 되며, 착상된 상태를 유지하거나 출산해서도 안 되며, 이러한 행위를 유인하거나 알선해서도 안 된다", ② 제64조에서 "제20조를 위반하여 체세포복제배아 및 단성생식배아를 자궁에 착상시키거나 착상된 상태를 유지하거나 출산한 사람에 대해서는 10년 이하의 징역형에 처하고 그 미수범도 처벌한다", ③ 제66조에서 "제20조를 위반하여 체세포복제배아 및 단성생식배아를 자궁에 착상시키거나 착상된 상태를 유지 또는 출산하도록 유인하거나 알선한 사람에 대해서는 3년 이하의 징역형에 처하고 그 미수범도 처벌한다"고 규정하여 인간의 개체복제를 엄격히 금지하고 있다.

3. 재생의료 (Regenerative Medicine)

재생의료는 인체의 손상된 부분을 주로 줄기세포를 사용하여 치유하고 기능을 회복시키는 것, 즉 정상 신체기능을 회복하기 위해 세포·조직·장기를 대체하거나 재생시키는 치료법을 말한다.[15] 따라서 줄기세포는 재생의료에서 매우 중요한 물질이라 할 수 있다. 이러한 재생의료는 연구를 통해 활성화되는데 재생의료연구의 생명윤리문제와 법적 문제를 고찰하는 것이 재생의료와 관련한 생명윤리와 법의 이해와 관련된다.

재생의료연구에 있어서 생명윤리문제는 연구에 사용되는 물질인 인체유래물의 원천(sources)(혈액, 제대혈, 태반, 낙태된 태아, 생식세포, 배아, 조직 등)과 기증된 물질의 정보와 관련한 기증자 및 연구대상자의 사생활 보호와 비밀보장과 관련하여 주로 발생한다.

즉, ① 연구에 사용되는 대표적 물질인 배아줄기세포, 성체줄기세포, 자가줄기세포 등 인간의 줄기세포의 원천에 따른 본질과 특성으로 인한 기증자 및 연구대상자로부터의 충분한 정보에 의한 동의 획득 관련 문제가 있다. 특히, 배아줄기세포를 추출하는 과정에서 발생하는 배아 파괴는 인간생명을 해치는 것은 아닌지, 난자와 정자의 수정란을 시험관에서 배양하여 배아를 만드는 것은 아닌지, 난자를 체세포 핵치환술로 복제에 사용하려는 것은 아닌지가 고려되어야 한다. 그리고 성인, 아동, 낙태된 태아, 제대혈 등으로부터 구득될 수 있는 성체줄기세포와 체외수정에 사용하고 남은 배아를 불임부부로부터 기증받을 수 있는 배아의 경우에는 연구대상자 및 기증자의 충분한 정보에 의한 동의 절차에 상이한 영향을 미친다는 것이 고려되어야 한다. ② 제공된 물질의 특성 분석 및 제3자(=다른 연구자)에의 제공 등에 따른 기증자 및 연구대상자의 개인정보 보호 관련 문제가 있다.

재생의료연구에 있어서 이러한 생명윤리문제 이외에 다양한 인체유래물의 기증과 관련한 충분한 정보에 의한 동의와 기증자의 사생활 보호 등에 관한 법적 문제에는 「생명윤리 및 안전에 관한 법률」이 적용된다.

현재까지 개발된 재생의료 치료제는 성체줄기세포를 이용해 손상된 신체부위의 세포를 재생하거나 다른 의학적 수단이 별로 없는 퇴행성 질환과 심한 외상으로 인한 질병을 치료할 수 있는 줄기세포 치료제이다. 2016년 현재 전 세계적으로 시판허가를 받아 환자에게 적용되고 있는 줄기세포치료제로는 '하티셀그램'(자가골수유래 중간엽줄기세포를 이용해 급성심근경색 환자 치료), '카티스템'(동종 제대혈유래 중간엽줄기세포를 이용해 퇴행성 또는 반복적 외상으로 인한 골관절염 환자의 무릎 연골결손 치료), '큐피스템'(자가지방유래 중간엽줄기세포를 이용해 크론성 누공 치료), '뉴로나타'(자가골수유래 중간엽줄기세포를 이용해 루게릭병(근위축성측삭경화증, ALS) 환자의 질병의 진행속도 완화) 등 국내 제품과 '프로키말'(미국), '호노클라'(이탈리아), '템셀'(일본) 등이 있다.

이러한 성체줄기세포를 이용한 줄기세포치료제 이외에, 미국의 제론사는 인간배아줄기세포를 이용하여 급성 척추손상 환자 5명을 대상으로 임상시험을 수행하던 중 2011년 11월 14일 임상시험을 중단한 사실도 있다. 제론사는 세계 최초인 인간배아줄기세포치료 임상시험을 미래의 확신 부족이 아니라 자금부족으로 중단한다고 중단사유를 밝혔다.[16]

이후 미국은 2016년 12월 13일 「21세기 치료법」(21st Century Cures Act)을 제정하여 의료제품의 개발을 가속화하여 환자들에게 보다 빠르고 효율적으로 제공될 수 있도록 하는 법적 근거를 마련하였다. 이 법은 환자 중심의 의료제품 개발(제품 개발과정에 환자의 참여를 강조하여 치료가 환자의 삶에 미치는 영향 및 치료와 관련된 환자의 선호도와 관련된 데이터 사용) 및 첨단재생의료 치료제에 대한 신속승인 허용 등을 그 내용으로 한다. 첨단재생의료 치료제는 ① 재생의료요법이고, ② 중증 또는 생명을 위협하는 질병에 사용되고, 그리고 ③ 미충족 의료를 해결할 가능성이 있는 경우에 지정된다.[17]

일본은 2013년 이후 줄기세포를 이용한 재생의료연구 관련 제도가 급격히 변화하였고, 「재생의료를 국민이 신속하고 안전하게 받을 수 있도록 하기 위한 종합시책 추진에 관한 법률」과 「재생의료 등의 안전성의 확보 등에 관한 법률」을 신설하여 재생의료 관련 연구의 활성화를 도모하였고자 하였다. 뿐만 아니라, 기존의 약사법을 「의약품, 의료기기 등의 품질, 유효성 및 안전성 확보 등에 관한 법률」로 개정하여 재생의료제품의 조건부 허가(임상 1상을 통하여 안전성이 확인된 경우에 시판을 허용하고 7년 경과 후 완전한 시판허가를 할지 여부를 판단)를 통한 환자에의 신속한 적용을 확보하는 법률체계를 정비하였다.[18]

이에 따라, ① 인간배아줄기세포를 이용한 약 1cm 크기의 '미니 소장(腸)' 제작 성공(2017년 1월), ② 유도만능줄기세포를 원숭이에게 이식하여 손발 떨림, 근육 경직 등 파킨슨병 증상 치료에 효과 있음 확인(2017년 8월 31일), ③ 세계 최초로 유도만능줄기세포로 뇌의 신경세포를 만들어 파킨슨병 환자 뇌에 이식하는 치료와 관련해 정부로부터 임상시험 승인 받음(2018년 7월 30일), ④ 인간의 유도만능줄기세포를 쥐 배아에 넣어 췌장 세포를 만들겠다는 실험 승인(2019년 8월 1일), ⑤ 유도만능줄기세포를 이용해 만든 각막세포를 환자의 눈에 이식하는 임상연구 세계 최초로 실시(2019년 8월 30일), ⑥ 유도만능줄기세포로 각각의 장기가 연결된 복수의 미니 장기 제작 성공(2019년

9월 26일) 등의 성과물을 쏟아내고 있다.[19] 특히, ④로 인해 동물의 수정란에서 특정 장기를 만드는 유전자를 차단한 후 인간의 줄기세포를 주입해 키워 해당 장기를 추출해 인간 장기로 대체해 쓸 수 있는 '키메라(chimera) 장기'의 제작이 우려되고, 2종 이상의 상이한 유전자 세포로 만들어지는 1개의 생물 개체인 '키메라'가 탄생할 위험성이 있어 "윤리와 안전 두 가지 측면에서 의문점이 있다"는 우려가 제기된다.[20]

우리의 경우 2019년 8월 27일 「첨단재생의료 및 첨단바이오의약품 안전 및 지원에 관한 법률」(약칭: 첨단재생바이오법)을 제정하여 1년의 유예기간을 거친 후 2020년 8월 28일부터 효력을 발생토록 하였다. 이 법은 ① 첨단재생의료 분야의 임상연구에서 첨단바이오의약품 제품화에 이르는 전주기 안전관리 및 지원체계를 별도로 마련하고, ② 첨단재생의료 임상연구 활성화 및 첨단바이오의약품에 대한 신속처리 지원(맞춤형 심사, 우선 심사, 조건부 허가)을 통해 환자의 치료 기회를 확대하며, ③ 장기추적조사 실시 등을 통해 안전관리를 강화하여 국민보건 향상에 이바지할 목적을 가진다.[21]

제 5 장

보조생식술과 대리모

- 인공수정(AI), 체외수정(IVF)과 세부모 아기를 포함하는 보조생식술의 개념을 이해
- 인류 최초의 시험관 아기인 루이스 브라운 사례, 세부모 아기, 냉동 배아와 사후 출산의 문제를 검토하여 보조생식술의 생명윤리문제 및 법적 문제를 이해
- 대리모의 생명윤리문제 및 법적 문제를 이해

1. 보조생식술의 개념

보조생식술은 불임극복의 방법으로 의학과 생명과학의 영역에서 개발된 것으로 생식을 도와주는 것을 말한다. 인공수정(Artificial Insemination, AI)과 체외수정(In Vitro Fertilization, IVF)이 보조생식술 중 가장 널리 알려져 있다.

(1) 인공수정

인공수정이란 남녀 사이의 자연적 성행위에 의하지 않고 인위적인 시술에 의하여 수태하게 하는 것으로, 배우자의 정액을 사용하는 경우(Artificial Insemination by Husband, AIH)와 비배우자의 정액을 사용하는 AID(Artificial Insemination by Donor, AID)의 경우가 있다.

인공수정은 1799년 영국의사 존 헌터가 성기 기형인 남편의 정자를 모아 주사기로 아내의 자궁에 주입하여 임신을 성공시킨 데서 비롯되었고 20세기에 표준적인 보조생식술이 되었다. 미국에서는 1884년 필라델피아에 있는 제퍼슨 의대에서 최초로 성공했다. 당시 한 기혼 여성이 의대생의 정자를 수정받았다. 그러나 그 이후 이 수술은 배란 주기와 정자 기증의 시기를 맞추어야 하는 불편 때문에 일반화되지 못하였는데, 1970년대에 와서야 정자의 냉동보관 기술이 개발되어 보관된 정자를 인공수정하는 것이 가능해졌다. 대량의 정자 샘플 보관이 가능해짐에 따라 불임 부부들은 남편의 생리 구조에 가장 가까운 기증자를 선택할 수 있게 되었다. 오늘날 인공수정 시술 병원은 다양한 정자 샘플을 제공하고 있으며, 고객은 인종·키·체

형·눈동자 색깔·지능·윤리·종교적 배경과 민족적 혈통까지도 선택할 수 있다.[1]

(2) 체외수정

체외수정에는 통상 행해지고 있는 전통적 체외수정과 최근의 유전자조작 기술의 발달로 인해 모계 질환인 미토콘드리아 질환의 대물림을 방지하기 위한 세부모 체외수정으로 구분할 수 있다.

1) 전통적 체외수정

전통적 체외수정이란 개념은 엄마(母)와 아빠(父)가 각각 1명인 통상적인 경우를 말하며, 아래의 세부모 체외수정(엄마 2명과 아빠 1명)과 구분하기 위해 사용하기로 한다. 체외수정은 난자와 정자를 각각 체취한 후 체외(시험관)에서 수정시켜 다시 자궁에 착상시키는 방법이다. 1978년 영국의 로버트 에드워즈와 패트릭 스텝도가 탄생시킨 최초의 시험관 아기인 루이스 브라운은 역사상 최초로 인간의 아기가 성적 활동이 아니라 부분적으로나마 실험실 과정(=발생단계 동안 인간의 몸 밖에 존재)을 거쳐 태어났다. 이것은 루이스 브라운 이전에 태어난 다른 수십억 명 중 누구도 경험하지 못한 일일 만큼 혁신적 기술이었고, 현재까지 약 500만 명 이상의 아기가 체외수정으로 태어나며 불임부부에게 값을 매길 수 없을 만큼의 기쁨과 행복을 주었다.[2]

체외수정술은 ① 배란유도(다수의 난자 채취를 위해 과배란 촉진제로 배란을 유도. 1~3주간 매일 피하주사를 맞음. 난소과자극증후군이 전체 10% 정도에서 부작용으로 나타남) → ② 난자 및 정자 채취(복강 내로 주사기를 찔러 10~15개 난자를 한 번에 채취) → ③ 수정과 배양(채취된 난자는 시험관에서 몇 시간 성숙시킨 후 정액과 혼합하여 수정 유도. 수정 후 2~5일 정도 더 배양하여 착상 준비) → ④ 착상(최대 3개의 수정란을 관을 사용하여 자궁 내에 밀어 넣어 착상시킴) 단계를 거친다.[3]

[최초의 시험관 아기 루이스 브라운]

1978년 7월 25일 영국 올드햄의 한 종합병원에서 태어났다. 당시 30세였던 어머니 레슬리 브라운은 나팔관이 막혀 난소에서 만들어진 난자가 자궁 속으로 들어가지 못하는 불임의 상태였다. 1977년 11월 로버트 에드워즈와 패트릭 스텝토는 레슬리의 난자와 트럭 운전사인 남편 존(당시 38세)의 정자를 작은 시험관 속에서 수정시켰고, 48시간 후 이 수정란을 레슬리의 자궁에 착상시켰다. 태아는 분만 예정일을 3주 앞두고 제왕절개를 통해 2.6kg의 건강한 아기로 태어났다. 루이스 브라운이 태어나자, 그때까지 태어난 모든 인류와 전혀 다른 방식으로 한 인간이 태어난 것에 대해 전 세계는 매우 놀라워하였다. 의학계에서는 일반적으로 환영의 뜻을 밝혔으나 가톨릭 측에서는 시험관 아기를 반대했다. 이 사건은 윤리적·종교적 관점에서 대단한 논쟁을 불러일으켰으며, 인간생명의 인위적 생산이라는 점에서 우려의 목소리가 높았으나 다른 불임치료법으로 효과를 보지 못하던 많은 불임 부부에게 환영을 받았다. 루이스 브라운이 탄생하기까지 에드워즈와 스텝토는 12년 동안 100번 이상 실패를 거듭하며 연구해 온 것으로 알려졌다. 로버트 에드워즈 박사는 이 공로로 2010년에 노벨 생리의학상을 수상했다. 당시 획기적인 의학실험의 산물이었던 루이스 브라운은 이후 각종 백과사전과 참고서적에 이름이 실렸을 뿐 아니라, 기네스북에도 올랐다. 그가 4세 되던 해 여동생 나탈리가 영국에서 40번째 시험관 아기로 태어나 다시 화제가 되기도 하였다.

2) 세부모 체외수정(세부모 아기)

부부의 수정란이나 초기 태아에 다른 여성의 DNA 일부를 옮겨 심는 것으로 2인이 아닌 3인의 DNA를 가진 아기가 태어나게 하는 것을 세부모 체외수정이라 한다. 즉, 모계의 유전질환인 미토콘드리아 유전질환의 대물림을 막기 위해서 미토콘드리아 유전질환을 가진 엄마의 난자에서 핵을 빼내어, 미토콘드리아 유전질환이 없는 핵을 뺀 기증자의 난자에 엄마의 난자의 핵을 집어넣어 아빠의 정자로 시험관에서 태어난 아기를 말한다. 이렇게 세부모 시술로 태어난 아기는 유전 형질의 99.8%를 부모로부터 물려받고 0.2%만 난자 기증자로부터 물려받게 된다.

영국에서는 세부모 체외수정이 법으로 제정되어 시행되고 있다. 이 「세부모 체외수정법」에 대해서는 ① 이 법이 기존 「인간 수정과 배아법」의 일부이기 때문에 의문의 여지없이 합법적이고, ② 미토콘

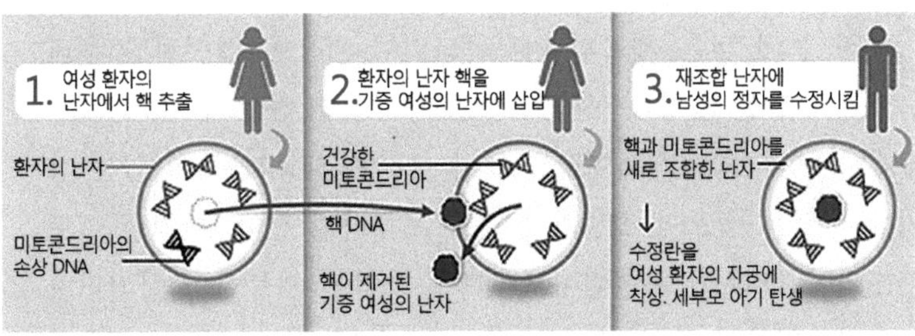

[그림 6] 세부모 아기 탄생 과정

드리아 유전질환이 있는 많은 여성에게 건강한 아이를 출산할 수 있는 기회를 부여함으로써 삶에 변화를 가져다 줄 것이고, ③ 유전병 극복을 위한 획기적인 발전이라는 긍정적 입장과, ① 이 법이 인간의 존엄성에 관한 기본원칙과 도덕성을 침해할 것이고, ② 세부모 체외수정이 통제와 예측이 불가능한 결과를 초래함으로써 불가피하게 인류 전체에 영향을 미칠 것이고, ③ 필요한 안전실험 없이 이 시술을 서둘러 합법화시켜서는 안 되며 이는 '맞춤 아기' 시장이라는 파멸로 가게 될 것이고, ④ 유전자 조작이 만연할 수 있다고 우려하는 부정적 입장이 있다.

2016년 9월에 미국 뉴욕의 뉴호프 산부인과 연구진은 '리씨 증후군'이라는 유전병에 걸린 요르단인 여성을 위해 세부모 아기 시술을 통해 세계 최초로 멕시코에서 세부모 아기를 탄생시켰다. '리씨 증후군'은 미토콘드리아 DNA의 돌연변이가 일으키는 유전성 신경대사 장애로 이 질병이 있는 여성이 아이를 낳으면 아이는 호흡 곤란, 심장기능 상실 등으로 일찍 죽는 경우가 많다.

[미토콘드리아 질환]

우리 몸에 있는 세포의 미토콘드리아 기능이 떨어지면 우리 몸의 생명활동의 에너지원인 ATP를 충분히 생산할 수 없으므로 필요한 에너지의 70% 이상을 얻지 못하는 세포가 모여 있는 장기에 이상을 일으켜 질병과 노화를 초래하게 된다. 이처럼 미토콘드리아 DNA의 돌연변이로 미토콘드리아 기능이 저하되거나 미토콘드리아의 수가 줄어들어 생기는 질환을 미토콘드리아 질환이라고 한다. 미토콘드리아 질환은 대사작용이 활발한 조직인 뇌와 근육에서 특히 많이 나타나고 5,000명 당 1명에게 발생한다. 섬유근육통 증후군, 신경발작증, 갑상선기능 저하증, 당뇨병, 파킨슨병 등이 미토콘드리아 질환의 예이다.

2. 체외수정의 생명윤리문제

루이스 브라운을 탄생시킨 로버트 에드워즈는 체외수정이 성별 선택, 인간복제, 인간유전자 변형 등 다른 방향으로 이용될 수도 있어 과학계와 의학계뿐만 아니라 사회적·법적으로도 엄청난 영향을 미칠 수 있음을 일찌감치 간파하였다.[4] 이러한 체외수징은 생명윤리적 관점에서 많은 찬반 논의를 불러일으켜 사회적으로 논란이 되고 있다. 체외수정을 반대하는 입장에서는 많은 이유를 들어 체외수정을 해서는 안 된다고 주장하고 있지만, 여전히 체외수정은 불임을 해결하기 위한 최선의 방법으로 인식되며 시행되고 있다.

영국에서는 체외수정의 부정적 측면이 실험실 환경에 있다고 보아 쌀알만한 크기의 실리콘 캡슐에 정자와 난자를 넣어 자궁에 삽입하는 체외수정 방법을 도입하여 체외수정의 부정적 측면을 해소하는 노력을 하고 있다. 이 방법은 '에인비보'라는 캡슐에 360개의 구멍을 뚫어 자연임신과 같이 자궁 내 체액으로부터 영양분을 공급받아 배아를 성장시키고 24시간 후에 이 캡슐을 제거하면서 가장 건강한 배아를 선별해 자궁에 착상시키는 것이다. 부모들도 아기가 몸 안에서 생졌다는 사실에 심리적으로 안정될 수 있고 수정이 자궁 안에서 이뤄짐으로써 실험실의 인공 배양액에 노출되는 것을 줄여 아기의 출생 시 저체중 문제를 해결하고 건강을 개선할 수 있을 것으로 기대된다.[5]

(1) 체외수정 찬성론

체외수정을 찬성하는 입장의 이유는 다음과 같다:

① 불임환자의 불임을 해소하기 위한 최선의 방법이다.

② 인간의 복지와 행복 증진에 궁극적으로 기여한다.

③ 세부모 체외수정은 "미토콘드리아 유전질환이 있는 많은 여성에게 건강한 아이를 출산할 수 있는 기회를 부여함으로써 삶에 변화를 가져다 줄 것"이며 "유전병 극복을 위한 획기적인 발전"이다.

(2) 체외수정 반대론

체외수정을 반대하는 입장의 이유는 다음과 같다:[6]

① 자녀를 낳고자 하는 부모의 욕구에 의해 인위적으로 행해지는 것으로 그렇게 출산된 자녀는 부모의 욕구에 의해 수단화되고 있어 인간의 존엄에 반한다.

② 자연적 임신 과정을 인위적인 과정으로 대체하려는 것은 인간 스스로 인간의 한계를 넘고자 하는 것으로, 이른바 신 노릇을 하려는 오만의 상징이다(임신에 이르는 과정이 지나치게 인위적이며 '사랑' 혹은 '신비'가 없이 '차가운 시험관' 속에서 생명의 탄생이 이루어진다).

③ 과배란 주사를 통한 난자의 채취, 수정된 배아의 착상, 임신과 출산은 모두 여성의 신체에서 일어나는 고통스럽고 힘든 과정이므로 여성이 이런 힘든 과정에 참여하는 것이 자신의 의사에 의한 것이

아니라면, 이는 자녀 출산을 위해 그 여성의 신체를 수단화하는 것이어서 정당화되기 어렵다(난자의 채취부터 착상에 이르는 모든 과정이 매우 힘들고, 여성의 몸을 착취하는 것이다).

④ 시험관아기 시술 과정에서 많은 수정란(혹은 배아)이 폐기될 수밖에 없다. 그리고 시험관아기 시술 자체에 내재한 위험성을 알 수 없다. 인위적으로 과배란시켜 얻은 난자를 체외에서 수정시켜 모든 유전자들이 재각인되는 중요한 시기인 5일 동안 배양액 속에서 배양하다가 다시 착상시켜 태어난 아기에게 어떤 잠재적 문제가 있을지는 알 수 없다.

⑤ 최대 3개의 배아를 동시에 착상시키기 때문에 다태임신 가능성이 매우 높은데, 이로 인한 조산 가능성, 3배 높은 심각한 장애를 가질 확률과 6배 높은 뇌성마비에 걸릴 확률, 자궁 내 태아유산 시도 가능성과 이로 인한 낙태 유발에 따른 생명윤리 문제의 수반 등의 위험성이 있다.

⑥ 체외수정으로 태어나는 아기는 보통 저체중이고 이것이 장기적인 건강에 영향을 끼친다. 인간 신체의 자연선택 과정을 건너뛴 것이기 때문에 '진화실험'이나 다름 없으며 그 결과는 장차 시험관아기 세대에 건강문제 발생과 수명단축이라는 시한폭탄으로 다가올 수 있다.[7]

⑦ 윤리적 혼란 및 친족법적 문제가 생길 수 있다. 실제로 일본에서 남편에게 원인이 있는 불임 부부 160쌍을 대상으로 시아버지의 정자를 제공받아 체외수정을 실시하여 114쌍이 출산에 성공했는데, 이에 대해 "윤리적으로 큰 혼란이 생길 것"이고 "가족관계나 인간관

계가 복잡해져 아이의 장래에 예기치 못한 사태가 일어날 수도 있다"는 지적이 있었다.[8]

⑧ 세부모 체외수정은 인류 전체에 부정적 영향을 미치고, '맞춤아기' 시장의 탄생뿐만 아니라 유전자조작 문제가 있다.

3. 보조생식술의 법적 문제

보조생식술의 법적 문제는 체외수정을 반대하는 입장에서 주장하는 많은 생명윤리적 이유들에 대한 헌법과 법률 및 법원의 판례와 관련된다. 우선, 헌법 제10조에 규정되어 있는 "모든 국민은 인간으로서의 존엄과 가치를 가진다"라고 하는 인간으로서의 존엄과 가치의 보장 조항이 보조생식술과 관련된다. 이 문제는 법원의 판단에 의해 결정된다. 예컨대, 체외수정을 위해 생성한 배아의 폐기, 비배우자 간 인공수정 및 체외수정, 대리모, 산전진단에 의한 낙태, 세부모 체외수정 등이 헌법상 보장된 인간의 인격적 존엄을 위반하는 것은 아닌지 여부의 판단은 법원에 맡겨져 있다.

또한, 보조생식술은 자녀의 출산에 관한 것으로서 기본적으로 혼인과 가족생활의 영역에 속한 것이기 때문에 헌법 제36조 제1항의 "혼인과 가족생활은 개인의 존엄과 양성의 평등을 기초로 성립되고 유지되어야 하며, 국가는 이를 보장한다"라는 조항과도 관련된다.

보조생식술은 위의 헌법상 조항들뿐만 아니라 현실적으로 민법과 관련하여 ① 보조생식술에 의해 태어난 아이는 민법상 혼인 중의 자로 취급되는가? ② 정자·난자 제공자는 어떠한 법적 지위를 가지는가? ③ 이혼 후 불임클리닉에 보관 중인 냉동 배아의 처분권은 누구에게 있는가?, ④ 남편 사후(死後)에 보관된 정자를 사용하여 태어난 아이의 상속권을 인정할 수 있겠는가? 등의 법적 문제가 있다.[9]

①에 대해서는, 배우자 간 보조생식술에 의해 출생한 아이는 부모와 아이 간에 자연적 혈연관계가 인정되므로 민법상 혼인 중의 자로 취급하는 데 아무런 문제가 없다. 비배우자 간 보조생식술에 의해 출생한 아이의 법적 지위에 대해서는 다수설과 판례는 외관설을 따른다. 외관설은 "장기간의 별거 등으로 전혀 아이를 가질 수 없는 외관을 가진 경우를 제외한다면, 외관상 정상적인 부부생활 중에 이루어진 자녀 출산에 대해서는 '처가 혼인 중에 포태한 자는 부의 자로 추정한다'는 민법 제844조 제1항의 부의 친생 추정을 인정하게 된다는 입상"을 밀한다.

이러한 외관설에 따르면 부부의 동의 여부와는 상관없이 비배우자 간 보조생식술에 의해 출생한 아이도 민법 제844조 제1항에 따라 혼인 중의 자(子)로 추정된다. 다만, 이때 동의하지 않은 배우자는 민법 제847조 제1항에 따라 다른 일방 또는 자(子)를 상대로 친생부인의 소를 제기할 수 있는데, 그 사유가 있음을 안 날부터 2년 내에 소를 제기하여야 하기 때문에 이 기간이 지나면 그 자녀는 그대로 혼인 중의 자로서의 법률상 지위를 갖게 된다.

[대법원 2019. 10. 23. 선고 2016므0000 전원합의체판결 – 아내가 혼인 중 제3자의 정자를 제공받아 인공수정으로 임신하여 출산한 자녀와 남편과 혈연관계가 없는 자녀에 대해서 친생추정이 된다]

A씨 부부는 A씨의 무정자증으로 아이를 낳을 수 없자 아내가 남편의 동의를 얻어 제3자의 정자로 인공수정을 하여 1993년에 첫째 아이를 출산했다. 그리고 4년 뒤 둘째 아이를 낳게 되자 A씨는 무정자증이 치유된 것으로 생각했다. A씨는 나중에 둘째 아이가 아내의 혼외관계로 생긴 사실을 알았고 2013년 이혼소송을 하는 과정에서 두 아이 모두 친생자가 아니라는 사실을 확인해 달라는 친생자관계부존재 확인소송을 제기했다.

이에 하급심 법원은 "A씨가 무정자증 진단을 받았다는 사실만으로 아내가 A씨 자식을 임신할 수 없는 외관상 명백한 사정이 있음을 인정하기에 부족하고 달리 이를 인정할 증거가 없다"고 판단하여 두 자녀 모두 "친생자 추정 예외 사유에 해당하지 않는다"고 결정했다. 대법원은 제3자의 정자를 제공받아 인공수정한 경우에는 ① 친생자와 관련된 민법규정, 특히 친생추정 규정의 문언과 체계, ② 민법이 혼인 중 출생한 자녀의 법적 지위에 관하여 친생추정 규정을 두고 있는 기본적인 입법 취지와 연혁, ③ 헌법이 보장하고 있는 혼인과 가족제도 등에 비추어 보아 혼인 중 제3자의 정자를 제공받아 인공수정으로 자녀를 출산한 경우에도 친생추정 규정을 적용하여 인공수정으로 출생한 자녀가 남편의 자녀로 추정된다고 보는 것이 타당하다고 하였다. 또한, 혼인 중 아내가 출산한 자녀가 남편과 혈연관계가 없다는 점이 밝혀진 경우에도 ① 친생추정 규정의 문언과 체계, ② 민법이 혼인 중 출생한 자녀의 법적 지위에 관하여 친생추정 규정을 두고 있는 기본적인 입법 취지와 연혁, ③ 헌법이 보장하고 있는 혼인과 가족제도, ④ 사생활의 비밀과 자유, ⑤ 부부와 자녀의 법적 지위와 관련된 이익의 구체적인 비교 형량 등을 종합하여 친생추정이 미치지 않는다고 볼 수 없다고 결정하였다.

위의 다수의견 이외에, "인공수정 자녀의 친자관계는 민법상 친생추정 규정의 적용 여부가 아니라 남편과 아내의 의사의 합치 여부에 따라 결정되어야 하고, 혈연관계가 없다는 점이 증명되고 법률상 부자 사이에 사회적 친자관계가 형성되지 않았거나 파탄된 경우에는 친생추정의 예외가 인정되어야 한다"는 별개의견과 "친생추정 규정은 남편의 동의를 받은 제3자 정자제공형 인공수정의 경우에 한정하여 적용된다고 보아야 하고, 동거의 결여뿐만 아니라 아내가 남편의 자녀를 임신할 수 없었던 것이 외관상 명백하다고 볼 수 있는 다른 사정이 있는 경우에도 친생추정의 예외가 인정되어야 한다"는 반대의견이 있다.

②에 대해서는, 출생한 자녀가 혼인 중의 자로서의 법률적 지위를 갖고 있는 한 정자·난자 제공자는 아무런 권리를 갖지 못한다. 만일 친생부인의 소가 제기되어 그 자녀가 혼인 중의 자로서의 법률상 지위를 잃게 된다면, 이때에는 정자·난자 제공자는 그 자녀를 인지할 수 있고 그 자녀도 인지청구권을 행사할 수 있을 것이다. 민법 제855조에 따르면 부모의 혼인이 무효인 때에는 출생자는 혼인외의 출생자로 되며, 혼인외의 출생자는 그 생부나 생모가 이를 인지할 수 있고, 민법 제863조에 따라 자녀는 부 또는 모를 상대로 인지청구 소송을 제기할 수 있다.

③에 대해서는, 미국 판례는 부부 양쪽의 합의서가 기준이 되어

야 하고, 합의서가 없으면 냉동배아 처분과 관련하여 부부의 관련 이익이 형량되어야 한다고 하였다.

[데이비스 사건 (Davis *v.* Davis (842 S.W.2d 588(Tenn. 1992))]

1980년에 결혼한 데이비스 부부는 아내의 나팔관 상실로 불임이 되었고 1988년에 마지막 체외수정을 하면서 장래 사용을 위해 7개 배아를 냉동보관하였다. 이들 부부는 냉동보관된 배아의 처분에 관한 합의서를 작성하지도 않았고 테네시주법에도 관련 조항이 없었다. 1989년 초 남편인 주니어 루이스 데이비스가 이혼소송을 제기하였고 소송 중에 불임클리닉에 보관 중인 7개 냉동보존배아의 처분문제가 제기되었다. 아내인 매리 수 데이비스는 이혼 후 다른 부부에게 기증할 목적으로 냉동보존배아 처분권을 요구하였고, 남편은 스스로 부모가 될지 여부를 결정할 때까지 클리닉에 보관할 것을 원했다.

1심 법원은 배아는 수정 시부터 인간이라는 결정에 근거해서 아내에게 배아 처분권을 부여했다. 배아가 인간이라면 이식되어야 하기 때문에 모에게 처분권을 인정하였던 것이다. 이에 대해, 2심 법원은 배아가 물건이라고 명백히 밝히지는 않았지만 ① 임신을 아내가 직접 하고자 할 경우에는 아내에게 배아 처분권이 있겠지만, 이 사건에서는 아내가 임신을 할 수 없을 뿐만 아니라 배아를 기증하겠다는 의사를 표시했기 때문에 이러한 경우에는 부모가 되기로 결정할 때까지 아기를 생산하지 않을 헌법상 권리를 갖는 남편에게 배아 처분권이 있고, ② 어느 한쪽의 의사에 반해 이식명령을 정당화할 어떠한 매우 중대한 주의 이익(compelling state interest)도 존재하지 않고, ③ 7개 냉동보존배아에 대해 남편과 아내 모두 이익을 공유한다고 하면서 남편의 편을 들었다.

최종적으로 대법원은 배아는 엄격히 말해 사람도 물건도 아니지만 인간으로 될 수 있는 잠재성으로 인해 특별한 존중이 부여되는 중간 지위를 차지한다고 하여 부부는 배아에 대한 소유권을 가진다고 하였다. 그리고 만약 배아의 처분과 관련한 다툼이 발생한 경우에는, 부부 양쪽의 합의서가 기준이 되어야 하고, 합의서가 없으면 배아 처분과 관련하여 부부의 관련 이익이 형량되어야 한다고 하였다. 한쪽 당사자가 이 사건에서 문제되고 있는 배아를 사용하지 않고서 부모가 될 수 있는 합리적 가능성을 가지고 있다고 추정될 경우에는 생식을 피하려는 당사자가 일반적으로 우세하다(아내가 불임이기 때문에 이 경우 남편이 우세). 만약 다른 합리적 대안이 없으면 임신을 하기 위해 배아를 사용하려는 주장이 우선한다(아내가 직접 사용하여 임신하려고 하면 이 경우 아내가 우세). 그러나, 만약 배아 처분을 구하는 당사자가 다른 부부에게 그 배아를 단지 기증할 의도라면 다른 쪽 당사자가 훨씬 더 큰 이익을 가지고 우세해야 한다. 이에 대법원은 2심 법원의 결정에 따라 남편에게 배아처분권을 부여하였다.

[리토위츠 사건 (Litowitz *v.* Litowitz, 48 P.3d 261 (Wash. 2002)]

리토위츠 부부는 1982년에 결혼하여 1명의 자녀와 아내의 2명의 자녀가 있었다. 아내는 자궁절제로 더 이상 자녀를 가질 수 없게 되었다. 1996년에 부부는 시험관 아기를 갖기 위해 상담을 하였고, 제3의 난자 제공자로부터 제공된 난자와 남편의 정자로 5개의 배아를 생성하였다. 이 중 3개는 대리모에게 이식되었고 나머지 2개는 장래 사용을 위해 냉동 보존되었다. 1997년에 대리모로부터 4번째 아이가 태어났지만, 이들 부부는 이미 별거 중이었다. 이혼소송 중 남편은 다른 불임 부부에게 제공할 수 있도록 2개 냉동배아의 처분권을 달라고 요청하였다. 아내는 다른 대리모를 통해 아이를 낳아 자신의 아이로 양육하기 위해 자신에게 처분권을 달라고 요청하였다.

1심 법원과 2심 법원은 남편에게 냉동 보존 배아에 관한 처분권을 인정하였다. 그러나 워싱턴주 대법원은 계약서에 기술된 대로 불임클리닉에게 냉동 보존일로부터 5년이 경과한 후에는 배아를 해동하여 폐기할 권한이 있으므로, 이미 5년 이상 경과했기 때문에 배아는 폐기되어야 한다고 결정하였다.[10]

위 판례들과는 달리, 2018년 4월 미국 애리조나주에서는 냉동 보존된 배아의 처리에 대해 상대방의 반대가 있다고 하더라도 그리고 배아 처리에 관한 양자의 합의서가 있다고 하더라도 가정법원으로 하여금 출산하려는 의도를 가진 일방 당사자에게 배아의 처분권을 부여하는 법률(일명 '토레스법')을 제정하였다. 토레스법은 당사자 간 냉동 보존된 배아의 처리에 관한 합의서가 있으면 그에 따라서, 또는 합의서가 없으면 출산을 하지 않으려는 일방 당사자에게 냉동보존 배아의 처분권을 부여했던 기존의 결정들을 번복하는 것이다.

토레스법은 낙태에 대해서도 커다란 영향을 미칠 수 있다고 한다. 즉, 낙태 반대론자에게는 "불임치료를 준비하기 위해 배아를 만든 사람은 '자발적인 출산권'을 행사한 것이며 이 결과 만들어진 배아는 한쪽의 변심에 의해 폐기될 수 없다"고 주장한다. 반면 낙태 찬성론자들은 "출산을 하지 않을 권리를 헌법이 보호하고 있다"며 "'토레스법'은 배아를 독립된 생명체로 인정하고 인격권을 부여한 것으로 봐야 하기 때문에, 낙태를 합법화한 기존 법률을 무력화시킬 수 있다"고 주장한다.[11]

④에 대해서는, 우리와 미국의 판례가 입장에 차이를 보이고 있다. 미국은 사망한 남편과 자식 간의 유전적 관계와 재산상속권을 분리해서 인정하고, 재산상속권을 인정받으려면 남편이 사후 출산을 명백히 동의하고 출산된 아이를 양육하기로 명백히 동의하였다는 것을 아내가 입증해야 한다. 우리는 양자의 구분없이 유전적으로 일치하면 사망한 남편의 친생자임을 인정하고 재산상속권을 인정한다.

[서울가정법원 2015. 7. 3. 선고 2015드단21748 판결]

홍모씨는 2009년 7월 남편 정모씨와 결혼했지만 불임 판정을 받았고 2011년 12월 시험관 시술을 통해 첫째를 출산했다. 이후 남편 정씨는 위암이 발병했지만 둘째를 갖기를 간절히 원했고 시험관 시술을 위해 정액을 냉동해 놓았다. 하지만 정씨는 투병 끝에 2013년 12월 위암으로 세상을 떠났다. 부인 홍씨는 남편이 원하던 둘째를 낳기로 결심하고 냉동돼 있던 남편의 정자로 시험관 시술을 해 둘째를 출산했다. 그러나 둘째 아이의 출생신고 과정에서 담당 행정기관은 정씨가 숨진 뒤 아이를 가진 만큼 정씨를 친부로 등록할 수 없다고 결정했다. 이에 홍씨는 태어난 아이가 정씨의 친생자임을 인정해달라며 법원에 인지청구소송을 제기했다. 서울가정법원은 "유전자 검사에서도 정씨와 태어난 아이 사이에 혈연관계가 성립한다는 결과가 나왔다"면서 "친생자임이 인정된다"고 홍씨 편을 들었다.

[우드워드 사건 (Woodward *v.* Commissioner of Social Security (760 N.E.2d 257 (Mass. 2002))]

결혼 후 아이가 없는 상태인 1993년 1월에 아내인 로렌 우드워드는 남편인 워렌 우드워드가 백혈병에 걸렸고 백혈병 치료로 불임이 될 수 있기 때문에 남편의 정자를 채취해서 보관해 두었다. 남편은 1993년 10월에 사망하였고 아내가 유산관리인으로 지정되었다. 1995년 10월에 아내는 사망한 남편의 정자를 인공수정하여 쌍둥이 딸을 출산하였고, 1996년 10월에 사망한 남편이 아이들의 아빠라는 증명서를 발부받았다. 쌍둥이 딸이 아빠의 재산을 상속받을 수 있겠는가?

법원은 만일 남편과 아이들 간 유전적 관련성을 증명하고 남편이 사후 재생산(posthumous reproduction)과 출산된 아이를 양육하기로 명백히 동의하였다면 남편 사망 후 태어난 아이들도 상속을 받을 수 있다고 하였다. 이러한 결정을 내리기 위해 법원은 다음과 같은 사항들을 인정하였다: ① 아이의 최상의 이익을 증진하기 위한 매사추세츠주 상속법의 목적에 따라 남편의 사망 이전에 임신한 아이와 똑같은 법상 권리와 보호를 남편의 사망 이후에 임신한 아이에게도 부여한다. ② 매사추세츠주는 남편의 사망 후 임신한 아이는 사망 전 출생한 아이의 상속분을 감소시키게 되므로 속임수에 의한 상속재산의 청구에 대해 강력한 이해관계를 가진다. ③ 매사추세츠주는 개인의 생식선택권을 존중해야 하지만, 유언을 하지 않고 사망한 남편은 사후 생산과 양육에 명백히 동의해야만 속임수에 의한 재산상속청구를 방지하려는 상속법의 목적에 일치한다.

이 사항들을 검토한 결과 법원은, 사망한 남편이 아이들의 유전적 부(父)인 것에 대해서는 의심의 여지가 없지만 상속재산을 분배받을 수 있는 아이의 법적 부(父)라는 것을 충분히 입증하지 못하였다는 이유로 아이들에게는 재산상속권이 없다고 하였다. 매사추세츠주 상속법에 따라 아이들에게 재산상속권이 인정되기 위해서는 남편이 죽은 후 출산에 대한 명백한 동의와 출산된 아이를 양육하겠다는 명백한 동의를 했다는 것을 아내가 입증해야 한다. 그런데, ① 보존된 정액은 의학상 10년간 사용 가능하고, ② 이 10년 동안 생존한 아내가 재혼하여 2차 가족을 형성할 수도 있고, ③ 10년이란 시간은 그 정액을 보존하기 위한 원래 결정과 차이가 많이 나 사망한 남편의 동의(사후 생산과 출산된 아이를 양육하겠다는 명백한 동의)에 대한 불확실성이 배가될 수 있다는 이유로 법원은 쌍둥이 딸에게는 재산상속권을 인정하지 않았다.

4. 대리모 (Surrogate Mother)

대리모란 "출산한 아이를 타인에게 인도하고 그 타인으로 하여금 친권을 행사하게 할 목적으로 그 아이의 임신 전에 체결된 계약에 따라서 임신한 여성"을 말한다. 대리모에 대해서는 그 사회의 문화, 윤리, 법과 제도 등의 차이에 따라 허용 여부가 결정될 수 있을 것이다. 대리모 제도에 관한 법적 찬반은 생명윤리적 찬반 논의와 마찬가지로 타협점을 찾을 수 없는 평행선을 달린다. 그러나 대리모 관련 윤리적 이슈는 전세계에 공통적으로 적용될 수 있을 것이다.

[친권]

친권이란 부 또는 모가 미성년자인 자녀를 보호·교양하고 그 법률행위를 대리하고 재산을 관리하는 권리와 의무를 말한다. 즉 법률상 친자(부모-자녀)관계가 있으면 그 효과로서 당연히 발생된다(민법 제909조 제1항 "부모는 미성년자인 자의 친권자가 된다. 양자의 경우에는 양부모(養父母)가 친권자가 된다"). 또한, 자녀의 복리에 대한 우선적 고려가 친권 행사의 기준이 된다(민법 제912조 제1항 "친권을 행사함에 있어서는 자의 복리를 우선적으로 고려하여야 한다").

(1) 전통적인 부(父)와 모(母)의 결정과 대리모의 출현

일반적으로 법적인 부모는 민법에 따라 결정되는데, 민법은 법적인 부(父)의 결정에 관해서만 상세한 규정을 두었다. 왜냐하면, 보조생식술의 발전으로 난자를 제공하는 유전적 모와 임신 및 출산을 담당하는 포태적 모가 달라질 수 있는 가능성이 생기기 이전에는 유전적 모이면서 동시에 포태적 모이기 때문에 출산의 사실로부터 모가 명확히 되므로 민법에서는 법적인 모의 결정에 대한 규정은 필요치 않았기 때문이다. 그러나 생식세포의 기증 또는 포태기능의 제공을 통해 자연적 생식과정과는 구별되는 과정을 거쳐 인간이 태어날 수 있게 되었기 때문에 일반적으로 대리모 문제라 불리는 상황들이 현실화되면서 이제 더 이상 누가 모인지는 출산의 사실만으로는 명확해질 수 없게 되었다. 즉, 대리모의 출현으로 '합법적 모성'과 '생물학적 모성' 간의 분리가 이루어지게 된 것이다.[12]

(2) 대리모의 유형 및 생명윤리문제

대리모에는 난자와 자궁을 모두 제공하는 유전대리모(Genetic Surrogacy)(또는 전통적 대리모(Traditional Surrogacy))와 오로지 임신을 위한 자궁만을 제공하는 임신대리모(Gestational Surrogacy)로 나누어 볼 수 있다. 임신대리모는 ① 난자를 생산할 수 없는 경우, ② 게이 남성이 파트너의 정자를 이용해서 아기를 생산하고자 하는 경우, ③ 혼자 사는 남성이 아기를 원하는 경우 등에 이용될 수 있고 아기와 아무런 유전적 관련성이 없다. 유전대리모는 아기의 유전적 모가 된다.

대리모는 아내의 자궁에 문제가 있거나 자궁이 없는 합법적 부부의 자녀 출산을 위해 남편의 정자를 대리모에게 주입하거나 남편의 정자와 아내의 난자를 수정시킨 수정란을 대리모에게 이식함으로써 허용될 수 있다. 물론 기증받은 정자나 난자가 사용될 수도 있다. 그리고 건강상 아무런 문제는 없지만 임신으로 인하여 중대한 신체적 또는 중대한 정신적 위험을 초래할 경우 또는 임신으로 인하여 직장생활이 크게 곤란할 경우에도 대리모의 허용성 여부가 논의될 수 있다.[13] 대리모는 대리모를 원하는 자와 하고자 하는 자 간의 계약의 형태로 이루어진다.

대리모의 생명윤리문제로는 ① 모성의 위치를 어떻게 설정할 것인가, ② 대리임신의 상업화를 어떻게 볼 것인가, ③ 여성의 고유한 생식기능을 수단화하고 사회경제적으로 열악한 위치에 있는 여성을 착취하는 것은 아닌가, ④ 여성을 임신하는 여성과 양육하는 여성의 두 부류로 나누어 여성 간 다름을 촉진할 수 있는 것은 아닌가, ⑤ 대리모계약은 아이의 최상의 이익(the best interests of the child)을 도모하는 것이 아니라 계약 당사자들에게만 유리한 것은 아닌가, ⑥ 나중에 자신이 대리모를 통해 출생되었다는 것을 알게 될 경우 아이에게 해가 될 수 있지는 않은가, ⑦ 아이를 부모의 도구로 이용하는 것은 아닌가, ⑧ 실제로 아기에게 기형이나 건강상 문제가 생겼을 때의 책임은 어떻게 되는가, ⑨ 친권이나 양육권과 관련한 분쟁의 소지는 없겠는가, ⑩ 대리모계약은 노예제의 또 다른 형태에 지나지 않기 때문에 사회 전체구조가 대리모 제도에 의해 약화될 가능성은 없겠는가, ⑪ 돈으로 살 수 없는 무엇인가가 존재하지는 않는가 등이 논의될 수 있다.

(3) 대리모계약의 법적 효력

대리모계약은 민법 제103조의 선량한 풍속 기타 사회질서 위반으로 무효라고 해석하는 것이 일반적이다. 왜냐하면 민법에서 모가 누가 되는지에 대해 명확히 규정하고 있지는 않지만 자녀를 포태하여 출산한 자를 모로 보고 있기 때문이다. 따라서 이런 생모가 자신의 친권을 타인에게 양도하는 것은 법이 정하고 있는 가치에 반할 뿐만 아니라 나아가 사회질서에도 위반되는 것이라고 말할 수 있다.[14]

대리모계약이 사회상규에 반하기 때문에 아무런 법적 효력을 갖지 않는다는 우리나라와는 달리 대리모제도를 법적으로 허용하는 나라도 있다. 대표적으로 인도를 예로 들 수 있다. 인도에서는 2002년부터 돈을 받고 아기를 낳아주는 '상업적 대리모'가 합법화됐고, 전

세계적인 수요로 인해 인도에서는 대리모 산업이 활성화되었다. 반면에, 외국인 부부들(의뢰자들)이 태아의 유전적 질병을 미리 알게 되거나 갑자기 이혼하는 경우에는 의뢰자들이 대리모가 임신 중인 아이를 더 이상 원하지 않게 되고, 대리모가 약속된 돈을 받지 못하거나 대리모의 건강에 문제가 생기는 경우도 발생하는 등 심각한 부작용도 발생하게 되었다. 이에 대한 규제법이 마련돼 최근에는 인도인 난임 부부를 위한 대리모 출산만 허용하고 있다.[15]

그리고, 대리모계약이 법적 효력을 가지는 경우에는 산전진단으로 기형아 판정을 받은 태아에 대한 대리모의 낙태 여부에 대한 논란이 실제로 발생하기도 한다. 예컨대, 「대리모계약서에 태아에 이상이 있어 의뢰인이 낙태를 요구하면 대리모는 낙태에 응한다는 내용이 있었는데, 임신 4개월의 태아 산전검사 결과 정상생활을 할 확률이 25% 정도라는 기형이 판정을 받았다. 이에, 의뢰인은 태어날 아이의 고통을 생각해 낙태를 요청하였는데, 대리모는 "부모라도 아이의 생명을 멋대로 뺏을 수 없다. 아이에게 기회를 주기 위해 모든 것을 다 시도해 봐야 한다"며 낙태를 거부했고 아이를 출산하여 입양시켰다」. 이런 경우에, 대리모계약을 위반한 대리모에 대해 계약위반으로 법적 책임을 물을 수 있겠는가? 또는 생명윤리 측면에서 대리모의 행동은 칭찬받을 수 있는가? 등의 논란이 야기될 수 있을 것이다.

(4) 대리모 관련 판례

우리의 경우 대리모계약은 민법 제103조의 선량한 풍속 기타 사회질서 위반 행위에 해당하여 무효라고 한다. 이에 반해, 미국에서는 각 주마다 대리모계약의 합법성 여부가 결정되기 때문에 대리모계약이 무효라고 하는 주(뉴저지주)도 있고 유효라고 하는 주(캘리포니아주)도 있다.

1) 서울가정법원 2009. 4. 10. 자 2009브16 결정

A와 B는 1982년 11월에 혼인하였지만 자녀가 생기지 않자 2003년 7월에 협의이혼하였다. 그 후 A는 베트남인 C와 2003년 10월에 혼인하여 자녀 1과 2를 출산한 후 2005년 7월 협의이혼하였다. A가 자녀 1과 2의 친권자 및 양육자로 지정되었다. A는 B와 2005년 8월에 다시 혼인신고를 하였다. 자녀 1과 2는 A의 요청에 따라 B가 키우게 되었고, C는 몇 차례 자녀 1과 2를 접견하였다. 자녀 1과 2는 B를 친엄마로 알고 있으며, A와 B는 협력하여 함께 이들을 세심하게 잘 돌보고 있다. 이후 C는 자녀 1과 2에 대한 면접교섭권을 주장하였다. 그러자 A는 혼인 직후인 2003년 10월 경 C에게 '아이를 낳아 주고 이혼해 주면 돈을 주겠다'고 제안하였고, C가 이 제안을 받아들여 자녀 1과 2를 임신하고 출산하였고, A는 약속한 대로 돈을 주었기 때문에 C가 자녀들을 만나서는 안 된다고 주장하였다.

이에 대해 법원은, "'아이를 낳아 주고 이혼해 주면 돈을 주겠다'는 A의 제안을 받아들여 C가 자녀들을 임신하고 출산하였다고 하더라도 이것이 '대리모 약정'에 해당하는 것은 아니라고 하였다. 우리나라의 경우 현재 대리모와 관련된 법률규정이 정비되어 있지 않으므로 현행 민법에 의거하여 검토해 보아야 하는데, 비양육친인 C가 가지는 자신의 자녀에 대한 면접교섭권은 천부적인 권리인바, 이를 전

면적으로 배제하는 당사자 간의 합의는 민법 제103조의 선량한 풍속 기타 사회질서에 위반한 사항을 내용으로 하는 법률행위로서 효력이 없다. 또한, A의 주장과 같이, C가 A의 제안에 따라 자녀들을 출산하여 A에게 인도하고 그 댓가로 돈을 받았다고 하더라도, 민법은 여자가 아이를 출산하면 바로 모자관계를 인정하고 있고, C는 A와의 법률혼 상태에서 자녀들을 출산하였으므로 법적으로 어머니의 신분을 가지고 있다. 게다가 C는 자신의 난자를 제공하여 유전자를 자녀들에게 대물림하고 출산의 고통을 감수한 유전학적·생물학적 어머니이기도 하므로, 당연히 어머니로서 자녀들을 면접교섭할 수 있는 권리가 있다고 할 것이다"고 하여 C의 면접교섭권을 인정하였다.

2) 유전대리모(전통직 대리모): 베이비 엠 사건[In re Baby M (537 A.2d 1227 (N.J. 1988))]

1985년 2월 윌리엄 스턴과 메리 베쓰 화이트헤드는 대리모계약을 체결하였다. 계약서에 따르면, 스턴의 정자를 인공수정을 통해 화이트헤드에게 주입 후 태어난 아이는 스턴 부부에게 인도하며 화이트헤드는 모권을 상실하고 스턴 부인이 입양한다고 되어 있었다. 화이트헤드의 남편도 이에 동의하였고 부권 추정을 포기한다고 하였다. 스턴은 화이트헤드에게 10,000달러, 불임클리닉에 7,500달러를 지불하였다. 그런데, 아이 출산 후 화이트헤드는 스턴 부부에게 인도하기를 거부하며 자신이 아이를 양육하려 함으로써 스턴이 대리모계약을 이행하라는 소송을 제기하였다.

하급심 법원은 대리모계약은 유효하며 화이트헤드의 모권은 상실되어야 하고(모권이 상실된다고 하여 생물학적 모가 바뀌지는 않음) 생물학적 부(父)인 스턴에게 양육권이 있고 스턴 부인의 입양을 허용하였다.

뉴저지주 대법원은 이 대리모계약은 입양에 있어서 금전을 사용하는 것을 금지하는 뉴저지주법을 위반하였고, 뉴저지주의 공공정책을 위반하였고, 생식권(right of procreation)은 생물학적 부와 그의 아내로 하여금 아이를 양육하도록 자동적으로 법적 자격을 부여하지는 않는다는 것을 이유로 이 대리모계약이 무효라고 하였다. 그러나, 생물학적 부인 스턴과 그의 아내에게 양육을 허용하는 것이 아이의 최상의 이익에 부합한다고 하였고, 생물학적 모(母)인 화이트헤드는 아이를 방문할 법적 권리를 가진다고 결정하였다. 즉, 뉴저지주 대법원은 대리모계약은 무효라고 하였지만 양육권은 스턴 부부에게 인정하는 것이 아이의 최상의 이익에 합치하는 것이라고 하였다. 그리고 생물학적 모인 화이트헤드에게는 정기적인 아이 방문권을 인정하였다.

[뉴저지주의 공공정책]

뉴저지주 대법원이 인정한 뉴저지주의 공공정책은 다음과 같다: ① 생물학적 부모가 미리 출생에 앞서 누가 아이의 양육권을 가져야 한다는 것을 결정하는 이 대리모계약의 기본적 가정은 아이의 최상의 이익에 따라 양육권자를 결정해야 한다는 원칙에 위반된다. ② 이 대리모계약은 아이를 판매하는 것이거나 적어도 아이에 대한 생물학적(자연적) 모의 권리를 판매하는 것이다. 아이 판매는 해당 아이뿐만 아니라 생물학적 모의 이익도 고려하지 않는 관련자들을 착취하는 것이다. 문명화된 사회에서는 돈으로 살 수 없는 무엇인가가 존재한다. 아이를 사고파는 것은 뉴저지주의 공공정책에 반하는 것이다. ③ 어느 일방의 친권을 포기하는 계약상 합의는 법원에 의해 강제될 수는 없고, 아이에 대한 양육권 포기는 그 포기가 주의 행정기관에 대해 행해지고 특정 양식을 충족하지 않는 한 유효할 수 없다.

3) 임신대리모: 존슨 사건[Johnson *v.* Calvert(851 P.2d 776(1993))]

마크 칼버트와 크리스피나 칼버트는 아이를 갖고 싶어하는 부부이지만 1984년에 크리스피나가 자궁절제수술을 받아 난자만 생산할 수 있게 되어 대리모를 고려하게 되었다. 1989년에 안나 존슨이 동료로부터 이 이야기를 듣고서 대리모가 되기로 하였다. 1990년 1월에 마크, 크리스피나, 안나는 마크와 크리스피나의 수정란을 안나에 주입하고 아이는 마크와 크리스피나에게 인도하기로 하였다. 안나는 아이에 대한 친권을 포기하는 데 동의하였고 마크와 크리스피나는 10,000달러를 할부로 지급하였고 출산 6주 후 마지막 금액을 지급하였다. 그리고 안나의 200,000달러 생명보험을 가입하였다. 하지만 안나는 생명보험액수가 적을 뿐만 아니라 출산을 3-4개월 남겨 두고 찾아온 조기 진통 시에는 버림받았다는 생각도 들어 태어난 아이의 인도를 거부하였다. 이에 마크와 크리스피나는 대리모계약을 이행하라는 소송을 제기하였다.

캘리포니아주 대법원은 대리모계약에 따라 남편과 아내의 정자와 난자로 형성된 수정란을 대리모가 임신하여 출산하였지만 유전적으로 전혀 상관없는 대리모 여성의 자궁에 이식될 경우 ① 누가 아이의 유전적, 생물학적, 자연적 모(母)인가, ② 아내가 아이의 자연적 모라는 결정이 임신한 여성의 헌법상 권리를 박탈하는가, 그리고 ③ 대리모계약이 캘리포니아주의 공공정책에 의해서 금지되는가 등의 문제를 검토하였다.

캘리포니아주 대법원은 위 사항들을 검토한 후 다음과 같이 판시하였다: ① 유전적 혈연관계와 출산 모두가 있어야 자연적 모로 인정되지만 이 두 가지가 동시에 일어나지 않는 경우에는 자신의 아이로 양육하려는 의도를 가지고 의도적으로 출산을 야기한 여성(=크리스피나)이 캘리포니아주법 하에서 자연적 모가 된다(=의도 분석법). ② 안나는 아이의 유전적 모가 아니다. 안나에게 지불한 금액은 임신과 출산이라는 서비스에 대한 보상을 의미하는 것이지 아이의 친권을 포기하는 댓가는 아니다. 보상은 임신기간과 출산 후에 지급되었다. 따라서 대리모계약이 형법 제273조(입양 시 금전 지급 및 수령은 범죄행위에 해당)에 규정된 공공정책을 위반하지 않는다. ③ 임신대리모계약이 공공정책상 이유로 무효화되어야 한다는 주장과 대리모가 아동을 단지 상품으로 대하는 태도를 촉진할 것이라는 주장은 설득력이 없다. 저소득층 여성이 부유층 여성에 비해 대리모로 될 확률이 높다고는 하지만 경제적 궁핍으로 인한 가난한 여성들의 여타 업종 선택에 비해 대리모계약이 가난한 여성을 훨씬 더 착취한다는 증거는 없다.

결국, 캘리포니아주 대법원은 남편과 아내가 아이의 자연적 부모이고 이것이 주나 연방 헌법 및 캘리포니아주의 공공정책에 반하지 않는다고 판시하였다.

4) 동성애자 임신대리모: 로빈슨 사건 [Robinson *v.* Hollingsworth (Superior Court of New Jersey, 2009. 12)]

동성애자인 도날드 로빈슨과 션 홀링스워스는 캘리포니아주에서 결혼하여 뉴저지주로 이사하였다. 이 둘은 나중에 자신들의 아이를 갖기 위해 대리모를 구하기로 하였다. 2005년에 로빈슨의 여동생인 안젤라 로빈슨은 생활고를 겪으면서 오빠네 근처로 이사하였고 이들의 임신대리모가 되기로 합의하였다. 안젤라는 2006년에 쌍둥이 여아를 출산하였다. 션이 정자를 제공하였고 익명의 기증자로부터 난자를 제공받았다. 수정란이 이식되기 전에 안젤라는 오빠 부부를 위해 그녀의 친권을 포기한다고 기술한 계약서에 서명하였다. 그러나, 출산 후 안젤라는 그 계약서가 강요된 것이었고 동성애에 반대하는 그녀 자신의 종교적 믿음 때문에 그 아이를 양육하는 이들 부부에 대해 불편함을 느꼈다. 2007년에 그녀는 임신대리모계약은 뉴저지주에서는 무효라고 주장하면서 양육권을 구하고 그 계약서의 무효를 주장하는 소송을 제기하였다.

이에 2009년에 슐츠 판사는 유전대리모에 관한 베이비 엠 사건(위 2)의 사건)을 확대해석하여 임신대리모계약이 뉴저지주의 공공정책에 위반하는 것이라고 선언하면서 안젤라의 손을 들어주었다. 그렇지만, 안젤라가 쌍둥이의 법적 모라는 사실에도 불구하고, 2011년에 계속된 양육권 다툼에서 쌍둥이들의 최상의 이익은 아빠에게 모든 법적 양육을 부여함으로써 달성될 수 있다고 법원이 확정하였다. 따라서, 쌍둥이는 션과 그의 남편과 함께 살게 되었다. 이 사건은 임신대리모계약에 관한 최초의 뉴저지주 사건이다.

이 결정에 대해, 조나단 털리 교수는 “이 판결로 인해 임신대리모를 찬성하는 주들과 찬성하지 않는 주들 간에 분열을 야기한다”고 하였다. 베이비 엠 사건에서 화이트헤드를 변호했고 이 사건에서는 안젤라를 변호한 해롤드 캐시디 변호사는 이 결정을 찬성하였고, 임신대리모계약은 “여성을 착취하는 것”이라고 하였다.

제 6 장

안락사와 의사조력자살

- 무의미한 연명치료의 중단과 안락사와의 관계를 이해
- 의사조력자살과 안락사와의 관계를 이해
- 안락사의 유형, 의사조력자살에 관한 미국 판례, 죽음의 의사인 잭 케보키언 사례, 최근에 급증하고 있는 안락사 여행 등을 고찰하여 안락사와 의사조력자살의 생명윤리 문제 및 법적 문제를 이해

1. 안락사(Euthanasia)란?

안락사란 다른 치료방법이 없는 사람의 고통을 덜어주기 위해 인위적으로 죽음에 이르게 하는 것을 말한다. 즉, 죽임을 당하는 사람의 이익을 위해 작위(=적극적으로 행동하는 것) 또는 부작위(=적극적으로 행동을 해야 할 의무가 있음에도 불구하고 아무런 행동을 하지 않는 것)에 의해 죽음을 야기하는 것을 말한다. 안락사는 이미 고대 그리스부터 논의되어 왔으며, 전통적인 의료기술의 한계 영역에서 죽음을 택하는 것이 과연 합당한 의사결정으로 인정될 수 있는지에 대한 갈등과 고뇌를 배경으로 한 것이다.

안락사에는 안락사를 요청하는 환자의 의사 유무와 수단의 적극적 제공 여부에 따라 아래의 구분이 가능하다. 우리나라는 「호스피스·완화의료 및 임종과정에 있는 환자의 연명의료결정에 관한 법률」(약칭: 연명의료결정법)을 제정하여 환자의 의사 유무에 따른 소극적 안락사만을 법으로 허용하고 있다.

(1) 자발적 적극적 안락사

환자의 요청에 따라 극약이나 주사 등 적극적 방법으로 안락사를 시키는 것으로 네덜란드와 벨기에에서 허용된다.

(2) 자발적 소극적 안락사

환자의 요청에 따라 수액이나 음식공급을 중단하는 등 생명유지에 필수적인 치료를 중단하거나 처음부터 하지 않음으로써 환자의 죽음을 야기하는 것을 말한다. 우리나라에서는 특히 회생가능 없는 말기 환자에 대해 비인간적인 연명치료를 중단하여 죽음에 이르게 하는 것이 여기에 해당하며 이를 '존엄사'라 하기도 한다.

(3) 비자발적 적극적 안락사

환자의 의사가 분명하지 않고 처한 상황에서 죽음을 선택할 것인지 여부를 결정할 수 없음에도 그 환자를 위해서 적극적인 수단으로 안락사시키는 것을 말한다. 갑작스런 사고를 당하거나 치매 등의 질병에 걸린 환자, 정신지체로 인해 의사결정을 내릴 능력이 없는 환자, 수뇌증이나 무뇌증 등 심한 기형을 가지고 태어난 신생아 등이 이 비자발적 적극적 안락사의 대상에 해당된다. 그런 상태로 살기보다는 차라리 죽는 것이 더 낫다는 삶의 질(quality of life) 논증이 이 경우의 핵심이다.

(4) 비자발적 소극적 안락사

환자의 의사를 확인할 수 없는 경우에 소극적 수단을 통해 환자의 죽음을 야기하는 것을 말한다. 예컨대, 수뇌증이나 무뇌증 등 심한 기형을 가지고 태어나 제대로 성장하거나 살아날 가망이 없는 아기를 치료하지 않고 방치하거나 바로 퇴원시키는 경우가 여기에 해당한다.

특히, 위의 자발적 안락사 논의의 핵심은 죽음에 대한 환자 본인의 자기결정권, 즉 죽을 권리를 어느 선(線)까지 인정할 수 있는가에 있다. 환자의 자기결정권을 인정해야 한다는 입장에서는 필요한 경우 자발적 적극적 안락사와 의사조력자살까지 허용해야 한다고 주장한다. 가톨릭과 기독교회는 사람에게 자신의 생명을 좌우할 권리는 없다고 보기 때문에 자발적 안락사에 반대하며, 다만 회생가능성 없는 환자의 연명치료 중단에 의한 사망만을 소위 '존엄사' 혹은 '존엄한 죽음'이라는 이름으로 조심스럽게 인정하고 있다. 일부 보수적 기독교회는 호스피스와 '자연사'만을 주장한다.[1]

2. 의사조력자살(Physician-Assisted Suicide, PAS)이란?[2]

의사조력자살이란 최선의 의료기술로서도 더 이상 건강의 회복이나 고통의 완화를 가져올 수 없다는 점이 명백한 상황에서 환자가 의사로부터 자신의 죽음을 앞당길 수 있는 수단을 제공받아 스스로 목숨을 끊는 경우를 말한다. 자살과 관련하여 전문지식을 제공하거나 약물이나 기구를 제공하는 것을 의사조력자살 또는 사망조력(aid in dying)이라고 한다. 죽음에 이르는 가장 직접적인 행위인 약물의 복용이나 주사는 환자로 하여금 직접 하도록 되어 있기 때문에 안락사와는 행위의 주체라는 점에서 구별된다. 의사조력자살을 찬성하는 입장과 반대하는 입장이 있다.

(1) 의사조력자살 찬성론

의사조력자살을 찬성하는 입장은 ① 우리는 스스로 죽을 수 있는 권리를 가지고 있으며, 삶을 주관하는 주체가 자신인 만큼 필요하다면 죽음도 선택할 수 있다. 단지 그 과정이 고통스러우므로 전문가인 의사의 도움을 구할 뿐이다, ② 그럴 만한 충분한 사유, 예컨대 고통스럽기만한 불치병이 있을 때 자기결정능력이 있는 사람이 심사숙고하여 선택한 결정을 비윤리적이라고 비난할 수는 없다는 것을 이유로 제시한다. 미국에서는 의사조력자살에 의한 죽음을 '존엄사'(dying with dignity)라 한다.

(2) 의사조력자살 반대론

의사조력자살을 반대하는 입장은 ① 가톨릭 교회를 비롯한 보수적 입장에서는 삶을 주관하는 것은 우리 자신이 아닌 초월적인 신이다, ② 의사조력자살 역시 항상 오용과 남용의 우려에서 벗어날 수 없다, ③ 삶을 회피하는 수단으로 자살이 남용된다면 무슨 수로 그것을 막을 수 있을 것인가, 즉 미끄러운 경사길 논리(이 논리의 내용에 대해서는 아래 216면 참조)가 적용될 우려가 있다는 것을 이유로 제시한다.

3. 의사조력자살의 법적 문제

우리 형법 제252조 제1항에서는 행위의 주체를 의사에만 국한하지 않고 타인으로부터 죽여달라는 부탁을 받거나 죽여도 좋다는 승낙을 받은 사람이 살해한 경우를 '촉탁, 승낙에 의한 살인'이라 하여 징역형(1년 이상 10년 이하)을 부과하도록 규정하고 있다. 또 제2항에서는 자살을 하도록 교사나 방조한 사람에 대해서도 '촉탁, 승낙에 의한 살인'과 동일시 하고있다. 즉, 우리 형법은 안락사, 존엄사, (의사)조력자살 등을 금지하고 있다.

미국에서는 오레곤주에서 1997년 10월 27일에 최초로 존엄사법(Death With Dignity Act)을 제정하여 말기환자가 서면 요청을 통해 죽기를 원하면 주치의와 다른 전문의가 환자의 충분한 정보에 의한 동의와 의료상태를 확인하여 처방전 발부를 통해 환자 스스로 약을 복용하여 생을 마감하도록 규정하였다. 즉, 이 법은 엄격한 요건에서 의사가 마지막 순간에 이른 환자에게 치사량의 수면제 처방을 허용한다. 이 법의 적용대상은 6개월 이하의 시한부 생명을 선고받은 성인이며, 다른 의사에게 정신적으로 문제가 없고 우울증에 걸리지 않았다는 확인을 받아야 한다. 의사의 조력을 받으려면 환자는 구두로 2번, 서면으로 1번 요청을 해야 하는데 최초 구두 요청을 하고 15일 뒤에 다시 구두 요청을 한 후 서면 요청을 하여 48시간의 숙고기간을 거친 후에 처방받을 수 있다. 이 법이 제정된 후 5년 동안 129명의 환자가 처방을 받아 안락사의 길을 택했다(이 법의 내용에 대해서는 부록 Ⅱ. 참조). 2019년 현재 9개 주(오레곤, 워싱턴, 버몬트, 캘리포니아, 콜로라도, 워싱턴 디시, 하와이, 뉴저지, 메인)에서 안락사를 법으로 허용하고 있다.

미국의 연방대법원은 의사조력자살을 금지하고 있는 워싱턴주의 법률이 연방헌법에 위반되지 않는다고 결정하였고(아래 4.(2)의 워싱턴 대 글룩스버그 사건), 자살을 하거나 자살을 시도하는 데 도움을 주는 것을 범죄로 정하고 있는 뉴욕주 법률이 연방헌법에 위반되지 않는다고 결정하였다(아래 4.(3)의 바코 대 퀼 사건).

캐나다에서도 1993년부터 자살 상담, 지원, 교사 등에 대해 최대 14년의 징역형을 부과하여 의사조력자살을 금지하고 있었다. 그러던 중 2015년 2월 대법원이 "죽음이 합리적으로 예견가능한 의학적으로 심각하고 회복불가능한 상태에 있는 성인은 의사조력자살을 할 수 있는 권리를 가진다"고 결정하였고, 2016년 6월 연방의회는 의료조력죽음(medical assistance in dying)을 규정하고 있는 형법 등을 개정하여 의사조력자살이 허용되고 있다. 이 법에 따르면, 환자는 의사조력자살을 요청할 당시에 그리고 죽음에 이르는 약을 복용하기 직전에 두 번 충분한 정보에 의한 동의를 제공할 수 있을 만큼 의식이 뚜렷해야 한다.[3]

4. 의사조력자살 관련 판례

(1) 보라매병원 사건(서울지방법원 남부지원 1998. 5. 15. 선고 98고합9 판결; 대법원 2004. 6. 24. 선고 2002도995 판결)

보호자가 의학적 권고에도 불구하고 치료를 요하는 환자의 퇴원을 간청하여 담당 전문의와 주치의가 치료중단 및 퇴원을 허용하는 조치를 취함으로써 환자를 사망에 이르게 한 행위에 대하여 담당 전문의 및 주치의에게는 작위에 의한 살인방조죄가 성립한다는 사건이다. 즉, 형법 제252조의 촉탁, 승낙에 의한 살인 금지를 인정하고 있는 사건인 것이다.

피해자가 경막외 출혈상을 입어 보라매병원으로 응급후송되어 수술받고 중환자실로 옮겨져 계속 치료를 받아 회복될 가능성이 많았는데, 피해자의 처는 퇴원하면 사망한다는 사실을 주치의로부터 설명들어 알고 있음에도 불구하고 살해할 의도를 가지고 경제적 문제 등의 이유를 들어 퇴원시켰다. 결국 피해자는 뇌간압박에 의한 호흡곤란으로 사망하였다. 피해자 사망 후 유가족이 의사들을 상대로 소송을 제기하였다.

이에 법원은 다음과 같은 이유를 들어 의사에게 형법상 작위에 의한 살인방조라고 결정하였다: ① 치료비 부담과 같은 경제적 문제와 치료의 중지가 곧 환자의 사망을 초래하는 문제가 충돌할 경우에는 생명의 존엄성을 최우선적인 가치로 고려해야 한다. ② 치료의 중지가 곧 환자의 사망을 초래하는 경우에 있어서는 환자의 퇴원 요구에도 불구하고 더 높은 가치인 환자의 생명을 보호할 의무가 우선한다. ③ 환자를 보호하여야 할 지위나 의무가 종료되지 아니하였음에도 불구하고 회복가능성이 높은 환자에 대하여 환자의 자기결정권만을 존중하여 치료를 중지하거나, 치료의 중지 요구가 환자의 자기결정권에 기한 진정한 의사표시라고 보기 어려움에도 이를 오인하여 치료를 중지하고, 그것이 직접적인 원인이 되어 환자를 사망케 한 경우에는 특별한 사정이 없는 한 그 행위는 위법하다.

(2) 워싱턴 대 글룩스버그 사건 [Washington *v.* Glucksberg (521 U.S. 702 (1997))]

3명의 말기 환자, 4명의 의사, 그리고 비영리단체(Compassion and Dying)가 워싱턴주를 상대로 의사조력자살을 금지하는 주의 법률이 연방수정헌법 제14조의 적법절차조항을 위반하여 위헌이라는 소송을 제기하였다. 원고는 의사조력자살을 연방수정헌법 제14조상의 '자유권'이라고 주장하였다. 즉, 이 사건은 연방수정헌법 제14조의 적법절차조항이 자살할 권리 나아가 타인의 도움으로 자살할 권리를 포함하는가 여부에 관한 것으로, 연방지방법원은 원고승소 판결을, 연방순회항소법원은 이를 번복하였다.

연방대법원은 (1) 자살을 돕는 것은 연방수정헌법 제14조의 적법절차조항에 의해 보호되는 기본적인 자유권에 해당하지 않는다는 점, (2) 의사조력자살에 관한 워싱턴주의 금지는 적법한 정부의 이익에 합리적으로 관련된다는 점을 이유로 워싱턴주의 법률을 합헌이라고 하였다. 또한, 대법원은 의사조력자살을 헌법상 보호되는 권리라고 결정하게 되면 자발적 또는 비자발적 안락사로 가는 길을 열게 될 것이다고 하였다.

그러나, 연방대법원은 개별 주들로 하여금 의사조력자살 문제에 대해 독자적으로 결정할 수 있도록 허용하였다. 이에 따라 주 차원에서 의사조력자살 입법을 논의할 수 있게 되었다. 실제로 워싱턴주는 2008년 11월에 존엄사법(Death with Dignity Act)을 제정하였다.

(3) 바코 대 퀼 사건 [Vacco *v.* Quill (521 U.S. 793 (1997))]

자살을 하거나 자살 시도를 돕는 것을 범죄로 정하고 있는 뉴욕주 법률의 합헌성을 다투는 소송을 퀼을 포함한 의사들이 뉴욕주 법무장관 바코를 상대로 제기하였다. 원고는 치료거부와 의사조력자살은 똑 같은 것인데, 말기환자의 경우에는 치료거부를 할 수 있지만 의사조력자살을 통해 생을 마감하게 할 수 없다는 것은 연방수정헌법 제14조의 평등원칙에 위반하는 것이라고 주장하였다. 이에 연방지방법원은 평등원칙 위반이 아니라고 하여 원고패소 판결을 내렸지만,

연방순회항소법원은 평등원칙 위반이라고 하여 뉴욕주 법률이 위헌이라고 하였다.

최종적으로 연방대법원은 의사가 연명치료를 거부해서 환자가 사망하는 것(살인의도 없음)과 환자를 도와 자살하도록 하는 것(살인의도 있음)은 사망이라는 결과는 똑 같지만 그 '의도'가 다르다고 하였다. 또, 헌법상 죽을 권리(right to die)의 보장은 없다고 하였다. 이러한 이유로, 연방대법원은 만장일치로 자살을 돕는 것을 금지하는 뉴욕주 법률은 연방수정헌법 제14조의 평등원칙(어떠한 주라도 관할 내에 있는 사람의 법에 의한 평등한 보호를 부정해서는 안된다)을 위반하지 않는다고 하여 뉴욕주 법률이 헌법에 위반하지 않아 합헌이라고 결정하였다.

5. 잭 케보키언 사례

잭 케보키언은 자신이 고안한 머시트론(mercitron)이라는 기계로 1백 30여 명의 환자들의 죽음을 도와 '죽음의 의사(Dr. Death)'로 유명해진 미국의 의사로 환자들의 '죽을 권리'를 주장하였다. 머시트론은 정맥주사로 처음에는 식염수를, 그리고 티오펜탈이라는 강력한 마취제를 주입한 다음 환자가 의식을 잃은 상태에서 자동으로 염화칼륨이 주입되어 심장이 멎도록 하는 기계이다. 약물의 주입은 환자 자신이 버튼을 눌러 조절할 수 있게 되어 있다. 미시간주립대학교 의대를 졸업한 그는 한국전쟁 당시 군의관으로 복무하기도 했다. 1960년대에는 사형수들의 시신을 해부용으로 이용하자는 제안을 담은 책을 써 도덕적 논란을 일으켰다. 케보키언이 대중에게 본격적으로 알려진 시기는 1990년대다.

그는 알츠하이머병 환자의 도움 요청을 받고 안락사 처벌규정이 없던 오레곤주로 가서 야외공원에 주차된 승용차 안에서 마취주사와 약물을 이용하여 첫 번째 안락사를 시술했다. 이에 당국이 그의 의사면허를 정지시키고 약품구입을 금지하자 환자에게 얼굴을 가리게 하고 일산화탄소를 흡입하게 함으로써 죽음을 도와주기도 했다. 잭 케보키언은 이런 식으로 모두 1백 30여 명의 안락사를 도왔다.

잭 케보키언은 1998년 9월 17일 루게릭병에 걸린 토머스 유크라는 환자의 안락사 장면을 비디오 테이프로 녹화한 후 CBS방송의 '60분'이라는 시사프로그램에 제공하여 방영하도록 해 논란을 불러일으켰다. 그는 치사물질을 자신이 직접 주입했다고 밝혀 이 때문에 '살인죄'로 기소되었으며 1999년 2급 살인죄로 10~25년의 징역형을 선고받고 8년 6개월간 복역한 뒤 가석방되었다. 이후 미국 사회에서는 그의 안락사 시술행위에 대해 찬반 여론이 나뉘어 팽팽한 논쟁을 벌였으며, 잭 케보키언은 83세의 나이로 2011년 6월 3일 사망하였다.[4]

6. 안락사 여행[5]

의사조력자살이 합법인 스위스로 '자살 관광'을 떠나는 신경손상·암·류마티스 등의 고통을 겪고 있는 외국 환자들이 크게 늘고 있다고 한다. 스위스는 1942년부터 의사조력자살을 합법화해 왔는데, 본인의 충분한 정보에 의한 동의(스스로 어떤 결정을 내렸는지 정확히 이해하고 제3자의 압력이 없고 장기간 죽기를 원해 왔다는 것)를 받으면 죽기를 원하는 사람을 돕도록 허용한다. 이 경우 의사가 처방한 치사약을 반드시 '본인이 직접' 복용하는 것만 허용하고, 의사를 포함한 제3자가 먹여주는 행위는 금지한다.

이를 두고 죽음에 대한 자기결정권을 통해 존엄성을 지킬 수 있다는 긍정적 의견이 있는 반면, 생명 경시 풍조와 자살 남용을 부추긴다는 비판 목소리도 거세다. 이러한 두 입장은 공통적으로 '생명은 무엇보다 소중하다'는 것을 바탕으로 하고 있다. 무엇보다도 자살을 통해 생의 마감이라는 돌이킬 수 없는 결과를 막기 위해서는 안락사와 의사조력자살의 허용 여부, 허용을 할 경우 그 절차는 어떻게 할 것인지를 사회적 합의를 통해 법과 제도적으로 체계화해야 할 것이다.

스위스에서 외국인의 의사조력자살을 허용하고 있는 유일한 기관인 디그니타스 병원의 미넬리 원장은 안락사와 의사조력자살 허용법을 지지한다. 그 이유는 다음과 같다: ① 누군가에게 자살과 관련해 자유롭게 말할 권리를 주게 되면 그가 실제로 자살에 나설 확률이 오히려 크게 낮아진다(최종 승인을 결정한 이들 중 80%는 결국 안락사를 포기하는 것으로 나타남). ② 의사조력자살이 실제로 많은 이들의 정신적·육체적 고통을 덜어주고 있다. ③ 투신자살이나 약물복용자살을 시도하다 실패하는 끔찍한 일이 발생할 확률을 낮춰준다.

또한, '의사조력자살' 허용에 대한 논의가 진행 중인 영국에서는 최근 성공회 수장이었던 조지 캐리 전 캔터베리 대주교가 "고통을 주는 것은 전혀 고귀하지 않으므로 사람들에게 자신의 운명을 결정할 권리를 주는 나라가 돼야 한다"고 하였다.

이에 반해, 영국의 안락사나 의사조력자살 반대단체인 '케어낫킬링'은 "대부분 국가가 안락사나 의사조력자살을 금지하도록 법으로 정한 것은 빈곤층과 장애인, 노인, 질병을 앓는 사람들이 죽음을 강요당하지 않도록 보호하려는 의도"라고 밝혔다. 핀레이 영국 카디프대 교수도 BBC 방송에서 "법의 제한 없이 의사들이 최종 결정자가 되면 안락사나 의사조력자살 결정이 너무 쉬워질 수 있다"며 "일반인들이 생명에 대한 잘못된 편견을 가질 수도 있다"고 지적했다. 그리고, 사랑하는 이의 안락사나 의사조력자살을 시켜본 가족이나 지인들의 정신적 고통이 상당하다는 비판도 나온다.

제 7 장

무의미한 연명치료의 중단

- 의료기술의 발전으로 생명유지장치를 통한 생명의 연장에 있어서 생의 마감에 대한 결정문제를 이해
- 미국의 퀸란 사건, 크루잔 사건, 샤이보 사건, 부비아 사건과 우리의 김할머니 사건을 이해
- 사전의료지시와 연명의료결정법 등의 검토를 통해 무의미한 연명치료를 누가, 언제, 어떻게 제거할 수 있겠는가, 환자의 자기결정권만 있으면 연명치료장치의 제거는 가능하겠는가 등에 관한 생명윤리문제와 법의 문제를 이해

1. 무의미한 연명치료의 중단이란?

무의미한 연명치료의 중단문제는 의료기술의 과도한 적용과 개입에 대한 비판과 자성을 배경으로 한 것으로, 의료기술의 발전과 더불어 비교적 최근에 논란이 시작된 것이다. 1976년 미국 뉴저지주에서 발생한 카렌 퀸란 사건이 무의미한 연명치료의 중단에 관한 최초의 법적 시발점이다. 무의미한 연명치료의 중단과 구분이 어려운 안락사 문제는 전통적인 의료기술의 한계 영역에서 죽음을 택하는 것이 과연 합당한 의사결정으로 인정될 수 있는지에 대한 갈등과 고뇌를 배경으로 한 것으로 이미 고대 그리스부터 논의되어 왔다. 이러한 양자의 차이점으로부터 ① 의료기술의 발달로 인한 과도한 생명연장에의 개입과 의료기술의 한계로 인한 생명마감에의 개입, ② 환자 자신의 의사를 확인할 수 없는 경우와 환자 자신의 적극적 의사에 의한 경우, ③ 연명치료의 중단이 곧바로 죽음을 초래하지 않을 수도 있다는 점과 치사약 주입을 통한 죽음에의 직면 등에서 전자에 해당하는 무의미한 연명치료의 중단문제와 후자에 해당하는 안락사(특히, 자발적 적극적 안락사)문제를 구분할 수 있을 것이다.

2. 생의 마감에 대한 결정 논란

새로운 의료기술이 생명의 연장이 아니라 단지 죽음의 연장일 뿐이라고 느껴지는 상황에서 발생하는 의료적 갈등을 “생의 마감에 대한 의학적 결정” 또는 “죽음을 둘러싼 의료상황”이라 한다. 그 중심에는 무의미한 연명치료를 계속해야 하는지 아니면 그것을 중단하고 환자 자신이 원하는 인격적 죽음을 맞이할 수 있도록 할 것인지에 대한 논란이 자리잡고 있다. 환자가 원하는 인격적 죽음을 인정해야 한다는 입장은 ① 현대사회가 기술적 진보의 그늘 아래서 이른바 의학적으로 관리된 죽음의 이미지를 구축하였다는 점, ② 그 결과 살아날 가망이 없는 환자와 정서적·경제적 고통에 시달리는 그의 가족들은 인격적 죽음 내지 임종이라는 전통적 삶의 일부분을 박탈당했다는 점, ③ 거의 자동적으로 제공되는 생명연장장치가 제거될 수 있도록 의사의 선처만을 기다리는 처량한 신세로 전락하게 되었다는 점 등을 비판한다.[1] 이처럼 환자가 성인일 때의 경우 외에도, 환자가 아동일 때에 생명연장치료의 중단 여부에 관한 그 부모의 의사결정이 의사의 견해나 법원 명령보다 더 존중되어야 하는지의 문제가 있다.[2]

[찰리 가드 사건 (In the Matter of Charlie Gard [2017] EWCA (Civ) 410)
– 병원이 희귀병을 앓는 아기의 연명치료의 중단을 결정할 수 있다]

2017년에 영국 법원은 자가호흡이 불가능하고 비가역적 뇌손상이 이미 진행되었다는 이유로 8개월된 말기 미토콘드리아결핍증후군을 앓고 있는 찰리 가드에게 제공되고 있었던 연명치료의 제공을 의사들이 중단할 수 있다고 결정하였다. 또한, 증상을 호전시킬지 여부를 알 수는 없지만 실험적 치료인 뉴클레오사이드 요법을 받을 수 있도록 찰리를 미국에 보내는 것이 적법하고 최상의 이익이라는 부모의 주장도 받아들이지 않았다. 2017년 7월 27일에 유럽인권재판소도 "고통이 나아질 어떤 현실적 전망도 없는 상황이 길어진다면 찰리가 엄청난 고통을 받을 수 있기 때문에 병원이 연명치료를 중단하는 것이 합법적이고 실험적 치료는 효과가 없을 것으로 보인다"는 이유로 실험적 치료를 받기 위해 미국으로 여행할 수 있는 부모의 권리를 거절하는 영국 법원의 결정을 지지하였다.[3]

3. 윤리적 딜레마와 법적 실용성

의사들이 연명치료의 중단을 쉽사리 선택하지 못하는 이유 중 하나는 그러한 선택이 "환자를 살려내기 위해 가능한 모든 노력을 다하며, 결코 환자의 죽음을 앞당기는 일을 하지 않는다"는 의사의 직업적 소명에 반한다고 생각하기 때문이라 할 수 있다. 이러한 의사들의 직업윤리적 판단은 단순히 윤리적 판단으로만 머물러 있는 것이 아니라 법적 판단으로 이어질 수 있다. 또한, 연명치료를 중단했을 때 발생할 수 있는 결과에 대한 의사들의 법적 책임 문제도 있다. 따라서, 무의미한 연명치료 중단 논의도 일련의 법적 분쟁을 거치면서 사회적 합의를 향한 의미있는 진전을 이루어 내게 되었다. 이는 이미 발생한 구체적 사실관계의 맥락에서 분쟁을 합리적으로 해결하고 전문가뿐만 아니라 일반 대중의 관심도 이끌어낼 수 있는 특성을 가진 사법(司法) 판단의 실용성과도 무관하지 않다.[4]

4. 연명치료 관련 판례

(1) 카렌 퀸란 사건[In re Quinlan(355 A.2d 647 (N.J. 1976))] - 인공호흡기 제거

이 사건은 무의미한 연명치료의 일환으로 식물인간 상태의 환자에게 부착된 인공호흡기의 제거 여부가 쟁점이다. 식물인간 상태에 있는 환자가 의식이 있을 때 행한 발언이 문서로 되어 있으면 이에 따라 인공호흡기의 제거 여부를 결정할 수 있지만, 이 사건에서는 그렇지 못하여 환자의 헌법상 프라이버시권에 따라 법정대리인으로 지정받은 부모가 대신하여 생명유지장치의 제거를 요구할 수 있다고 한 미국 최초의 사건이다.

21세의 여대생인 카렌은 친구의 생일파티에서 술과 신경안정제를 함께 복용한 후 혼수상태에 빠졌다. 인공호흡기와 영양공급을 위한 급식관을 부착하여 생명을 유지하던 중 상태가 계속 악화되자, 부모가 "평소 자신에게 어떤 끔찍한 일이 벌어지더라도 기계에 의존해 식물인간 상태로 연명하기를 원치 않는다고 말한 적이 2번 있었다"고 증언하면서 병원 측에 인공호흡기 제거를 요구하였다. 그러나 병원 측은 이를 거절하였다.

제1심 법원은 ① 카렌의 진정한 의사가 무엇인지 문서로 남아 있지 않기 때문에 알 수 없고, ② 부모가 한 증언은 그것이 곧 그녀의 죽음을 수반하게 되는 한 결정적인 증거로 받아들일 수 없으며, ③ 나아가 이른바 '죽을 권리'라는 것은 헌법에 의해서 인정되는 권리가 아니라는 이유로 생명유지장치의 제거를 허용하지 않았다.

그러나 뉴저지주 대법원은 ① 식물인간 상태를 끝낼 수 있도록 허용하는 결정은 부모가 대리하여 행사하는 카렌 자신의 헌법상 프라이버시권 행사에 해당한다. ② 인공호흡기의 제거를 반대하는 의사들에게 지침이 된 전통적인 의학적 기준과 치료는 이 사건에서의 불확실성을 해소할 수 없다. 오히려, 카렌의 예후와 분별력을 회복할 가능성이 제출된 증거에 기초하여 판단되어야 한다. ③ 의사들이 카렌의 회복가능성이 없음을 인정하여 생명유지장치가 제거되어야 한다고 결정할 경우 의사들은 병원윤리위원회에 자문을 요청해야 하고 만약 위원회가 의사들의 결정에 찬성해서 생명유지장치가 제거되면 의사들에게는 어떠한 민사나 형사상 책임이 없다는 이유로 생명유지장치의 제거를 허용하였다.

이 사건은 ① 죽음에 임박한 환자 자신과 가족에게 존엄한 죽음을 맞이할 수 있는 헌법적 근거를 제공하였다는 점, ② 일반 대중이 언제, 어떻게 생명유지장치를 거부하여 '죽을 권리'를 행사할 수 있는지에 대한 인식을 심어주었다는 점, ③ 카렌의 가족이나 의사들과 유사한 상황에 처한 사람들에게 의사결정과 그에 따른 법적 책임에 관한 안내 역할을 하는 윤리위원회를 병원과 의료시설에 설치하도록 하였다는 점, ④ 존엄사를 희망하는 생전 유언과 생명유지장치를 거부하는 사전의료지시서(advance directives)가 가능해졌다는 점, ⑤ 오레곤주로 하여금 존엄사법을 제정하게 만들었다는 점 등에서 미국 사회에 커다란 영향을 미쳤다.[5] 또한, 우리나라의 김할머니 사건에도 영향을 미쳤다고 하겠다.

[사전의료지시서]

말기 환자가 의사표시를 하지 못하게 될 경우 어떤 종류의 의료적 처치를 원하는지 기술해 놓은 것으로 연명치료와 관련된 의사결정을 해야 하는 경우에 본인의 원래 의사가 무엇이었는지를 합법적으로 인정하게 해 주는 법적인 문서로서 작용한다. 사전의료지시서는 사전유언과 의료대리인 지정의 형태로 작성할 수 있다. 사전유언(또는 생전유언)은 환자가 원하는 의료 처치에 대해 기술해 놓은 문서로 연명치료와 관련된 자신의 소망을 유언의 형태로 작성해 놓은 것이다. 사전유언은 살아 있을 때 오로지 의료적 문제만을 취급하기 때문에(심폐소생술, 인공호흡기, 그 밖의 각종 의료적 처치에 관한 지시를 해 놓을 수 있음) 재산 처리와 관련한 유언장과는 다르다. 의료대리인 지정은 환자 본인을 대신해서 누가 의료 결정을 내릴 권한이 있는지를 명확히 할 수 있노록 하는 것이다.[6]

(2) 낸시 크루잔 사건 [Cruzan *v.* Director, Missouri Department of Health(497 U.S. 261(1990))] – 인공호흡기와 영양공급관 제거

이 사건은 무의미한 연명치료의 일환으로 식물인간 상태의 환자에게 부착된 인공호흡기와 영양공급을 위한 급식관 제거 여부가 쟁점이다. 비록 문서화되어 있지는 않더라도, 식물인간 상태에 있는 환자가 의식이 있을 때 행한 발언이 "확신을 주는 명확한 증거"에 해당할 경우에는 급식관을 포함한 생명유지장치의 제거를 요구할 수 있는 헌법상 권리가 있다고 결정한 미국 연방대법원의 최초의 사건이다.

1983년에 낸시는 교통사고로 식물인간이 되었다. 인공호흡기와 영양공급을 위한 급식관을 부착하여 생명을 유지하던 중 상태가 계속 악화되자 가족은 모든 생명유지장치의 제거를 요구하였다. 그러나 병원측은 이를 거절하였다.

제1심 법원은 가족의 손을 들어주었지만 미주리주 대법원은 다음과 같은 이유로 이를 뒤집는 판결을 내렸다: ① 모든 상황에서 의학적 치료를 거부할 권리를 지원하는 주헌법상 프라이버시권을 인정하지 않았다. 미주리주의 유언법은 생명의 보존을 강력히 지지하는 정책을 담고 있다. ② 낸시의 가족이 그녀의 진정한 의사를 문서의 형태로 확인하고 있는 사전의료지시서의 증거를 제출하지 못한 상태에서 낸시의 가치관이나 삶의 태도 등에 관한 증언도 몇몇 가족들에 의해서만 이루어져 그녀의 진정한 의사에 관해 "확신을 주는 명확한 증거" 기준을 충족하지 못했기 때문에 곧바로 낸시의 죽음을 가져오게 될 급식관의 제거를 승인할 수 없다.

이에 대해서 미국 연방대법원의 렌퀴스트 대법원장은 미주리주 대법원의 결정을 다음과 같은 이유로 찬성하였다: ① 미국 연방헌법은 미주리주로 하여금 생명유지장치의 제거를 원하는 의사무능력자의 염원에 관한 "확신을 주는 명확한 증거"를 요구하는 것을 금지하지 않는다. ② 주의 대법원이 제1심 법원에 제출된 증거가 인공호흡기와 급식관 제거에 대한 환자의 염원이 "확신을 주는 명확한 증거"에는 미치지 못한다고 결론 내리는 데 있어서 헌법상 잘못을 하지 않았다. ③ 적법절차는 주로 하여금 실질적 증거없이 가족의 판단을 대체하는 것을 허용하도록 요구하지는 않는다.

그러나, 이후 낸시의 직장 동료의 증언을 인정하여 인공호흡기와 영양공급관 제거를 연방대법원이 허용하였다.

[확신을 주는 명확한 증거 (clear and convincing evidence) 기준]

확신을 주는 명확한 증거 기준이란 환자인 의사무능력자의 생명유지장치 제거 여부 등을 결정하기 위한 사전지시서나 생전유언서가 없을 경우에 환자가 의사능력자였을 때의 진정한 의사의 존재 여부에 관한 판단을 할 때에 법원이 사용하는 판단의 기준을 말한다. 이 기준은 성인인 의사무능력자로부터 생명유지장치의 제거 여부를 위한 의사결정 기준으로 오랫동안 정립되어 사용되고 있지만, 생명유지치료를 중지하는 의료결정이 아동의 최상의 이익에 해당하는지 여부를 결정하기 위해서도 예외적으로 의사능력이 없는 미성년자에게 적용된다.

(3) 테리 샤이보 사건 [Jeb Bush *v.* Michael Schiavo (885 So.2d 321(2004))] – 영양과 물 공급관 제거와 3권(사법·행정·입법) 분립원칙 위반

테리 샤이보는 1963년 12월 3일 태어났고 1984년 11월 10일 마이클 샤이보와 결혼하여 1986년에 플로리다주로 이사하였다. 둘 다 맞벌이였고 행복한 결혼생활을 했지만 아이는 없었다. 1990년 2월 25일 27세인 테리는 칼륨 불균형으로 심 정지를 겪었다. 병원 응급실로 갔지만 테리는 다시는 의식을 회복하지 못하게 되었다. 1990년 이후부터 테리는 요양원에서 돌봄을 받았고 관을 통해 영양과 물을 공급받았다.

사고 후 처음 3년 동안은 남편과 테리의 부모들 간 관계는 원만하였다. 그러나, 이런 관계는 1993년 이후 종료되었고 이들은 더 이상 말도 나누지 않게 되었다. 1998년 5월 부모들의 반대에도 불구하고 남편은 생명연장 절차를 종료할 수 있는 권한을 달라고 법원에 청원하였고, 법원은 생명연장을 종료할 수 있는 권한을 남편에게 부여하였다. 법원은 "확신을 주는 명확한 증거" 기준을 적용하여, 테리는 지속적 식물인간 상태에 놓여 있고 만약 그녀가 스스로 결정할 수 있었다면 생명연장 절차를 중단했을 것이라고 판단하였던 것이다.

법원은 "지속적인 식물인간 상태는 단순한 코마가 아니다. 테리는 잠을 자고 있는 것이 아니다. 테리는 아무런 인식과 의식도 없이 깨어남과 잠듦을 반복하고 있는 것이다. 테리가 숨을 쉴 때에는 종종 신음소리를 내기도 한다. 테리는 손, 팔꿈치, 무릎, 발에 심각한 골절이 와서 변형이 되었다"고 하면서 지속적인 식물인간 상태인 테리의 상황을 참작하였다.

이후 테리의 부모들이 언론 등 여론에 호소하였고 플로리다주 의회는 테리법을 제정하였다. 소위 '테리법(Terri's Law)'은 지속적인 식물인간 상태에 놓여 있는 테리 샤이보에게 영양공급과 물공급을 중단하지 못하도록 플로리다주 주지사에게 권한을 부여하였다. 이에 테리의 남편은 이 테리법이 주의 헌법을 위반하는 위헌법률이라고 선언해 달라는 소송을 제기하였다. 즉, 이 사건은 테리의 생명을 유지하고 있는 절차들이 중단되어야 하는지 여부에 관한 남편과 테리의 부모들 간의 다툼인 것이다.

1심 법원은, 테리법이 권력분립원칙 위반으로, 프라이버시권 위반으로, 위헌적인 소급입법으로서 위헌이라고 선언하였다. 2심 법원은 이 사건이 매우 중요한 공적 중요성을 가진 것이어서 대법원의 즉각적인 해결을 요구하였다. 플로리다주 대법원은 테리법이 권력분립원칙을 위반하였다고 결정하면서 1심 법원의 결정을 확정하였다. 대법원은 당사자들의 주장, 제기된 헌법상 쟁점들, 다툼의 대상이 된 법률의 상세한 용어, 그리고 이 사건의 진행 경과 등을 신중히 고려한 후 권력분립원칙에 위반한다고 결론내렸다. 법원이 영양과 물 공급관을 제거해도 된다는 결정을 내렸는데 이후 플로리다주 의회가 테리법을 통과시켰고 주지사가 서명하여 효력을 발생시켰다는 점에서 사법부의 결정을 저지하여 3권 분립원칙을 위반하였다는 것이다.

(4) 부비이 사건 [Bouvia *v.* Superior Court (179 Cal.App.3d 1127 (1986))] – 무의미한 치료의 중단 요구

뇌성마비로 미국 캘리포니아주 리버사이드 종합병원에 입원해 있던 25세 여성 엘리자베스 부비아는 의료진에게 "나는 더 이상 살 가치가 없다"며 자신이 죽을 수 있도록 급식을 중단해 줄 것을 요청했다. 태어날 때부터 뇌성마비였던 엘리자베스는 부모의 이혼으로 혼자 살았으며, 주 정부 보조금을 받아 대학에서 사회사업을 전공하고 직업도 구하고 결혼도 했다. 그러나 유산하고 남편도 떠나자 그녀는 자살을 원했고, 그 방법으로 굶어 죽기를 택했다. 병원은 자살을 방조해서도 안되고 급식을 중단해서도 안된다는 판단에서 식사를 거부하는 그녀에게 고무호스를 통한 강제급식을 실시하였다. 이와 같은 병원의 조치에 대해 부비아는 소송을 제기하였다.

법원은 판단능력이 있고 지각이 있는 환자의 진료거부 의사를 존중하면 병원에게는 민·형사 책임이 없다고 결정하였다. 법원은 ① 환자가 육체적으로 영양공급관을 견뎌낼 수 있다는 사실이 그러한 요청을 부적절한 것으로 만들지는 않는다, ② 정신적으로 의사능력이 있고 관련된 위험을 이해한 환자는 치료를 거부할 권리를 가진다, 그리고 ③ 생명을 보존하는 데 있어서의 주의 이익은 치료를 거절할 환자의 권리보다 크지 않다고 하여 원고인 엘리자베스 부비아의 편을 들었다.

(5) 베이비 K 사건[In re Baby K, 16 F.3d 590 (4th Cir. 1994), *cert. denied*, 513 U.S. 825 (1994)] – 무의미한 치료라도 계속해 달라는 요청

미국 버지니아주 병원에서 임산부 하렐은 태아가 무뇌아라는 진단을 받고 임신 중절을 권유받았지만 거절하고 출산을 결정하였다. 1992년 10월 13일 여자 아이가 태어나 스테파니라 이름지었고 인공호흡기를 부착시켰다. 의사들은 심폐소생술거부(Do Not Resuscitate, DNR)를 권고하여 편안히 죽도록 하자고 요청하였지만 하렐은 거절하고 치료를 계속 요구하였다.

이에 의사들은 병원윤리위원회에 도움을 요청하였고, 병원윤리위원회는 하렐을 설득할 수 없어 병원으로 하여금 법적 조치를 할 것을 권고하였다. 그러던 중 스테파니의 상태가 호전되어 병원에 재입원하는 조건으로 스테파니를 요양병원으로 이전하였다. 이후 스테파니가

호흡곤란으로 병원에 재입원하려 하자 병원은 입원 거절의 정당성 여부를 판단해 달라고 연방지방법원에 소송을 제기하였다.

버지니아 대학교 의대 생명윤리학자인 플레처 교수는 무의미한 치료를 요구하여 계속하도록 하는 것은 의사와 간호사의 직업윤리를 위반하도록 하는 것이라고 주장하였고, 스테파니에게도 반복하여 인공호흡기에 의존토록 하는 것은 과도한 것이고 반복적인 침해이고 무의미한 치료를 통해 해를 가하는 것이라고 주장하였다. 그러나 조지타운 대학교 케네디 생명윤리연구소 소장 비치는 하렐의 소원을 무시하는 의사들의 판단을 정당화하는 어떠한 도덕적 기준도 존재하지 않는다고 하면서 인공호흡기 부착을 거절하는 의사들의 결정을 비판하였다.

재판 중에도 스테파니는 요양병원과 치료병원을 오가길 반복하면서 인공호흡기를 부착하였고 기도에 호흡관을 삽관하였다. 결국, 1993년 1월에 법원은 「응급치료와 적극적 노동법」(Emergency Medical Treatment and Active Labor Act, EMTALA)에 따라 스테파니에게 요구된 인공호흡기 치료를 제공할 의무가 병원에게 있다고 결정하였다. 이 법은 응급상태로 응급실에 입원한 환자에게 안정화 처치를 제공하거나 더 시설이 나은 병원으로 이원해야 하는 병원의 책무를 규정해두고 있다.

법원은 미끄러운 경사길 이론(삶의 질을 이유로 허용될 경우 다른 사람을 위해 어떤 사람을 희생하도록 또는 의사들이 가치가 없다고 간주한 삶을 유지하기 위한 치료를 의사들로 하여금 거절하도록 사회가 나아갈 것)에 근거하여 병원이 무의미하다고 판단하여 치료하지 않는다면 수많은 응급환자들(예컨대, 말기암이나 에이즈를 가진 사고를 당한 환자)이 어차피 사망할 것이기 때문에 치료가 무의미하다고 하여 치료를 받지 못할 것이라고 하였다.

이에 병원은 연방 제4순회항소법원에 항소하였지만 성공하지 못하였다. 항소법원도 "병원이 응급상황에서 안정화 치료를 제공해야 한다는 것이 치료가 가망성이 없어 무의미하다거나 표준치료를 넘어선다는 추정적 예외에 해당되지는 않는다"고 하였다.

보스턴 대학 윤리학 교수인 파리스 목사는 "판사가 표준치료에 위반되는 치료를 계속하도록 주장하는 것은 전문직업인으로서의 의료를 파괴하는 것이고 의사들을 환자 가족들의 환상에 종속하는 사람들로 만들 것이다"라고 진술하였다. 생명윤리학자인 아더 카플란 교수는 제4순회항소법원의 논거를 "어이가 없다... 의회는 의사들로 하여금 희망없는 치료에 자신들의 모든 기술을 사용하도록 강요하려 하지는 않을 것이다"고 하였다.[7]

(6) 김할머니 사건(대법원 2009. 5. 21. 선고 2009다17417 전원합의체 판결) – 무의미한 연명치료장치 제거 등

이 사건은 무의미한 연명치료를 중단할 수 있기 위한 요건이 무엇인지, 치료 중단의 결정을 내려야 할 시점에 환자가 의식을 회복하고 있지 못할 경우 그의 진정한 의사는 어떻게 확인될 수 있는지에 관해 대법원이 최초로 판결한 사건이다. 대법원은 환자의 의사가 분명한 경우에는 그 의사를 우선적으로 존중해야 하지만, 그것이 분명하지 않은 경우에는 무엇이 환자에게 "최선의 이익"이 될 수 있는지를 객관적으로 판단해야 한다고 한다. 이 사건 이후 시민사회와 의료현장을 중심으로 사전의료지시서(advance directives) 작성운동이 펼쳐지고, 의사단체들이 "연명치료 중지에 관한 지침"을 발표했으며, 국회에서는 의원들이 관련 법안을 제출하기도 하였다. 이 판결은 "죽음의 선택"이라는 화두에 대한 시민들의 관심을 극적으로 환기시켰다고 말할 수 있다.[8]

폐종양 조직검사를 받던 중 서산소증에 의한 뇌손상을 입고 식물인간 상태로 중환자실에서 인공호흡기를 부착하고, 항생제 투여, 인공영양 공급, 수액 공급 등의 치료를 받던 환자 김할머니의 가족들이 인공호흡기를 제거해 달라고 병원에 부탁했지만 병원이 이를 거부하여 법원에 대해 치료중단을 청구하였다.

이에 대법원은 ① 환자가 의사 또는 의료기관(이하 '의료인'이라 한다)에게 진료를 의뢰하고, 의료인이 그 요청에 응하여 치료행위를 개시하는 경우에 의료인과 환자 사이에는 의료계약이 성립하는데, 의료계약에 의하여 제공되는 진료의 내용은 의료인의 설명과 환자의 동의에 의하여 구체화된다.

② 자기결정권 및 신뢰관계를 기초로 하는 의료계약의 본질에 비추어 강제진료를 받아야 하는 등의 특별한 사정이 없는 한 환자는 자유로이 의료계약을 해지할 수 있지만 인간의 생명은 고귀하고 생명권은 헌법에 규정된 모든 기본권의 전제로서 기능하는 기본권 중의 기본권이라 할 것이므로, 환자의 생명과 직결되는 진료행위를 중단할 것인지 여부는 극히 제한적으로 신중하게 판단하여야 한다.

③ 환자가 회복불가능한 사망의 단계에 진입한 경우, 기계적인 장치에 의존하여 연명하고 죽음을 기다리게 될 뿐이므로 의학적인 의미에서는 치료의 목적을 상실한 신체침해행위가 계속적으로 이루어지는 것이다. 이는 죽음의 과정이 시작되는 것을 막는 것이 아니라 자연적으로는 이미 시작된 죽음의 과정에서의 종기(終期)를 인위적으로 연장시키는 것으로 볼 수 있다.

④ 생명권이 가장 중요한 기본권이라고 하더라도 인간의 생명 역시 인간으로서의 존엄성이라는 인간 존재의 근원적인 가치에 부합하는 방식으로 보호되어야 하므로, 회복불가능한 사망의 단계에 이른 후에는 연명치료를 환자에게 강요하는 것이 오히려 인간의 존엄과 가치를 해하게 되므로, 이와 같은 예외적인 상황에서 죽음을 맞이하려는 환자의 의사결정을 존중하여 환자의 인간으로서의 존엄과 가치 및 행복추구권을 보호하는 것이 사회상규에 부합되고 헌법정신에도 어긋나지 아니한다. 그러므로 회복불가능한 사망의 단계에 이른 후에 환자가 인간으로서의 존엄과 가치 및 행복추구권에 기초하여 자기결정권을 행사하는 것으로 인정되는 경우에는 특별한 사정이 없는 한 연명치료의 중단이 허용될 수 있다.

⑤ 자기결정권을 행사하는 것으로 인정되는 경우란 의료인을 직접 상대방으로 하여 작성하거나 의료인이 참여한 가운데 작성된 사전의료지시서만을 말한다. 그 밖에 사전의료지시는 환자의 의사를 추정할 수 있는 객관적인 자료의 하나로 취급하며, 사전의료지시조차 없는 상태에서 회복불가능한 사망의 단계에 진입한 경우에는 환자의 평소 가치관이나 신념 등에 비추어 연명치료를 중단하는 것이 객관적으

로 환자의 최선의 이익에 부합한다고 인정되어 환자에게 자기결정권을 행사할 수 있는 기회가 주어지더라도 연명치료의 중단을 선택하였을 것이라고 볼 수 있는 경우에는, 그 연명치료 중단에 관한 환자의 의사를 추정할 수 있다고 인정하는 것이 합리적이고 사회상규에 부합된다.

[환자의 의사 추정방법]

환자의 의사 추정은 객관적으로 이루어져야 한다. 따라서 환자의 의사를 확인할 수 있는 객관적인 자료가 있는 경우에는 반드시 이를 참고하여야 하고, 환자가 평소 일상생활을 통하여 가족, 친구 등에 대하여 한 의사표현, 타인에 대한 치료를 보고 환자가 보인 반응, 환자의 종교, 평소의 생활태도 등을 환자의 나이, 치료의 부작용, 환자가 고통을 겪을 가능성, 회복불가능한 사망의 단계에 이르기까지의 치료과정, 질병의 정도, 현재의 환자상태 등 객관적인 사정과 종합하여 환자가 현재의 신체상태에서 의학적으로 충분한 정보를 제공받는 경우 연명치료 중단을 선택하였을 것이라고 인정되는 경우라야 그 의사를 추정할 수 있을 것이다.

5. 연명의료 결정에 관한 법적 근거

김할머니 사건의 사회적 파급효에 따라 우리 사회에서도 연명의료에 관한 관심이 고조되었다. 이에 오로지 생명 연장만을 위한 무의미한 연명의료의 중단을 환자 본인 및 가족 등이 병원에 요청할 수 있고, 병원 측에서는 아무런 법적 책임 없이 전문직업적 판단을 거쳐 연명의료를 중단할 수 있도록 하는 「호스피스·완화의료 및 임종과정에 있는 환자의 연명의료결정에 관한 법률」(약칭: 연명의료결정법)이 2016년 1월 8일에 제정되어 2017년 8월 4일부터 시행되다 2018년 3월 27일과 12월 11일 일부개정되어 2019년 3월 28일부터 현행법으로 시행되고 있다.

이 법은 호스피스·완화의료와 임종과정에 있는 환자의 연명의료와 연명의료중단등결정 및 그 이행에 필요한 사항을 규정함으로써 환자의 최선의 이익을 보장하고 자기결정을 존중하여 인간으로서의 존엄과 가치를 보호하는 것을 목적으로 한다(법 제1조). 이로써 연명의료를 할 것인지 말 것인지의 결정에 관한 법적 근거를 마련하여, 환자측 입장에서는 인간으로서의 존엄성을 확보할 수 있게 되었고 병원 측 입장에서는 적정한 절차에 따라 연명의료를 중단하여 환자의 죽음을 초래하였다 하더라도 아무런 법적 책임을 지지 않도록 하였다.

이 법은 담당의사(환자를 직접 진료하는 의사)와 해당 분야의 전문의 1명으로부터 임종과정(회생 가능성이 없고, 치료에도 불구하고 회복되지 아니하며, 급속도로 증상이 악화되어 사망에 임박한 상태)에 있다는 의학적 판단을 받은 환자(=임종과정에 있는 환자)를 대상으로 심폐소생술, 혈액 투석, 항암제 투여, 인공호흡기 착용 및 그 밖에 대통령령으로 정하는 연명의료를 중단할 수 있도록 한다.

연명의료를 중단할 수 있는 임종과정에 있는 환자와 구별해야 할 개념으로 말기환자가 있다. 말기환자란 "적극적인 치료에도 불구하고 근원적인 회복의 가능성이 없고 점차 증상이 악화되어 보건복지부령으로 정하는 절차와 기준에 따라 담당의사와 해당 분야의 전문의 1명으로부터 수개월 이내에 사망할 것으로 예상되는 진단을 받은 환자"를 말한다(법 제2조 제3호).

연명의료란 "임종과정에 있는 환자에게 하는 심폐소생술, 혈액투석, 항암제 투여, 인공호흡기 착용 및 그 밖에 대통령령으로 정하는 의학적 시술로서 치료효과 없이 임종과정의 기간만을 연장하는 것"을 말한다(법 제2조 제4호). "대통령령으로 정하는 의학적 시술"이란 체외생명유지술(ECLS), 수혈, 혈압상승제 투여, 그 밖에 담당의사가 환자의 최선의 이익을 보장하기 위해 시행하지 않거나 중단할 필요가 있다고 의학적으로 판단하는 시술을 말한다.

연명의료중단등결정이란 "임종과정에 있는 환자에 대한 연명의료를 시행하지 아니하거나 중단하기로 하는 결정"을 말한다(법 제2조 제5호). 따라서, 통증 완화치료와 영양분 및 산소 공급은 이 법의 적용대상이 되지 않아 중단할 수 없다.

이 법에 따른 연명의료 중단 절차는 "임종과정 판단→환자의 의사 확인→연명의료 중단 또는 실시 안함"으로 진행된다. 환자가 임종과정에 있는지 여부에 대한 판단은 담당의사와 해당 분야 전문의 1인이 판단하는 것이 원칙이지만, 법 제25조에 따른 호스피스전문기관에서 호스피스를 이용하는 말기환자가 임종과정에 있는지 여부에 대한 판단은 담당의사의 판단으로 갈음할 수 있다(법 제16조). 환자의 의사 확인절차는 ① 환자의 의사를 확인할 수 있는 경우, ② 환자의 의사를 추정할 수 있는 경우, ③ 환자의 의사를 추정할 수 없는 경우로 구분된다.

①은 의료기관에서 작성된 연명의료계획서(호스피스대상환자의 의사에 따라 담당의사가 연명의료중단등결정 및 호스피스에 관한 사항을 계획하여 문서로 작성한 것)가 있는 경우, 담당의사가 사전연명의료의향서(19세 이상 성인이 자신에 대한 연명의료중단등결정 및 호스피스에 관한 의사를 직접 문서로 작성한 것)의 내용을 환자에게 확인하는 경우, 또는 담당의사 및 해당 분야의 전문의 1명이 환자가 사전연명의료의향서의 내용을 확인하기에 충분한 의사능력이 없다는 의학적 판단과 사전연명의료의향서가 제2조 제4호의 범위에서 제12조에 따라 작성되었다는 사실을 모두 확인한 경우에 인정된다(법 제17조 제1항 제1호, 제2호).

②는 위의 ①에 해당하지 아니하고 19세 이상의 환자가 의사를 표현할 수 없는 의학적 상태인 경우 환자의 연명의료중단등결정에 관한 의사로 보기에 충분한 기간 동안 일관하여 표시된 연명의료중단등에 관한 의사에 대하여 환자가족(19세 이상인 자로서 배우자, 직계비속, 직계존속, 형제자매의 어느 하나에 해당하는 사람을 말한다) 2명 이상의 일치하는 진술(환자가족이 1명인 경우에는 그 1명의 진술을 말한다)이 있으면 담당의사와 해당 분야의 전문의 1명의 확인을 거쳐 이를 환자의 의사로 본다. 다만, 그 진술과 배치되는 내용의 다른 환자가족의 진술 또는 보건복지부령으로 정하는 객관적인 증거가 있는 경우에는 그러하지 아니하다(법 제17조 제1항 제3호).

③은 위 ①과 ②에 해당하지 아니하여 환자의 의사를 확인할 수 없고 환자가 의사표현을 할 수 없는 의학적 상태인 경우, 미성년자와 성인을 구분하여, 미성년자인 환자의 법정대리인(친권자에 한정한다) 또는 성인인 환자의 가족(행방불명자 등 대통령령으로 정하는 사유에 해

당하는 사람은 제외) 중 가. 배우자, 나. 1촌 이내의 직계 존속·비속, 다. 가목 및 나목에 해당하는 사람이 없는 경우 2촌 이내의 직계 존속·비속, 가목부터 다목까지에 해당하는 사람이 없는 경우 형제자매 전원의 합의로 연명의료중단등결정의 의사표시를 하고 담당의사와 해당 분야 전문의 1명이 확인한 때에는 해당 환자를 위한 연명의료중단등결정이 있는 것으로 본다. 다만, 담당의사 또는 해당 분야 전문의 1명이 환자가 연명의료중단등결정을 원하지 아니하였다는 사실을 확인한 경우는 제외한다(법 제18조 제1항).

이 법에 대해서는 ① 미국에서 연명의료 논의의 시발점이 되고 연명의료 대상이 가장 많이 되는 식물인간 상태의 환자는 이 법의 대상이 되지 않는다는 점, ② 회생 가능성이나 임종기 여부에 대한 오판 가능성이 있다는 점, ③ 말기 중증 환자에 대해 너무 쉽게 포기하는 분위기의 확산이 우려된다는 점, ④ 환자의 의사가 명확하지 않을 경우 가족의 위증이 있을 때 막을 방법이 없다는 점 등의 비판이 있다.

6. 호스피스

말기환자로 진단을 받고 특별한 치료법이 없는 상태에서 임종까지의 시간이 길어지게 되었으므로 이 분야를 담당할 새로운 의학 분야를 '완화의학(palliative medicine)'이라 하며, 특히 임종에 임박하여 집중적으로 환자를 돌보는 것을 '호스피스(hospice)'라고 한다. 우리의 연명의료결정법에서는 호스피스·완화의료를 호스피스라 하며, "암, 후천성면역결핍증, 만성 폐쇄성 호흡기질환, 만성 간경화, 그 밖에 보건복지부령으로 정하는 질환 중 어느 하나에 해당하는 질환으로 말기 환자로 진단을 받은 환자 또는 임종과정에 있는 환자(=호스피스대상 환자)와 그 가족에게 통증과 증상의 완화 등을 포함한 신체적, 심리사회적, 영적 영역에 대한 종합적인 평가와 치료를 목적으로 하는 의료를 말한다"고 규정하고 있다(법 제2조 제6호).

제 8 장

인공임신중절(낙태)

- 낙태의 역사, 낙태의 허용 여부에 관한 찬반 논란, 태아 기형 시 낙태를 허용할 것인지 여부, 낙태가 정당화될 수 있는 유형을 이해
- 낙태 관련 국내법과 판례 및 미국 판례를 이해
- 미혼모와 낙태, 원치 않은 생명(Wrongful Life)과 원치 않은 출생(Wrongful Birth) 등에 관한 내용을 고찰하여 생명존중의 의미와 낙태 간 상호관계를 이해

1. 낙태와 생명존중

낙태는 인공임신중절이라고도 하며, 자연분만기에 앞서서 인위적으로 임신과정을 중단시키는 행위를 말한다. 낙태의 역사는 고대 사회로부터 시작되었다. 고대 페르시아 왕국에서 낙태는 중범죄에 해당하였지만, 그리스와 로마법 및 종교는 자유로운 낙태를 허용하였다. 다만, 피타고라스 학파의 경우 배아는 수정 시부터 생명이므로 낙태는 살아있는 존재의 파괴를 의미한다고 주장하였다. 보통법 시대에는 임신 16주부터 18주 사이의 태동을 낙태의 중요한 기준으로 삼아 태동 이전의 낙태는 범죄가 아니라고 하였다. 이후 영국에서 1803년에 태동 이후의 낙태는 사형죄로, 태동 이전의 낙태는 이보다 훨씬 경한 범죄로 처벌하는 Lord Ellenborough's Act를 제정하였다. 보통법과 영국의 '태동 기준'은 미국에 수용되었고, 낙태입법을 최초로 제정한 코네티컷주에서 영국의 Lord Ellenborough's Act를 채택하였다(다만, 사형죄의 적용은 배제하였다). 그리고 1950년대 말경 미국의 대다수 주들은 모체의 생명을 구하거나 보존하기 위한 낙태 이외의 낙태를 법률로 금지하였다.

그러던 중 1973년 '로 대 웨이드 사건'에서 미국 연방대법원이 "태아가 모체의 자궁 밖에서 생존할 개연성이 있기 전에는 낙태를 할 수 있다"고 하여 낙태의 합법화를 인정하였고, 현재에도 여전히 미국 사회에 적용되고 있다. 미국에서의 낙태 논쟁은 역사상 그 어느 사안보다 격렬하였지만, 현재는 모체의 생명권 및 건강권 보호 내지 태아의 생명권 보호라는 낙태의 본질에 대한 다툼보다는 오히려 낙태를 허용하기 위한 전제 조건들(낙태를 하려는 미성년자의 경우 부모의 동의 또는 법원의 승인을 받을 것, 낙태하려는 여성으로부터 낙태의 위험성에 대한 의사의 충분한 정보 제공에 따른 동의를 받을 것, 낙태하려는 여성을 위한 대기기간과 상담의 요구 등)과 낙태에 대한 여성들의 접근권을 점차 축소시키려는 각 주들의 노력(피임교육과 가족계획에 대한 자금지원, 낙태클리닉 규제 등)에 대한 논쟁으로 변질되었다.[1]

우리나라는 낙태에 대해 원칙적 금지, 예외적 허용이라는 입장을 법으로 견지하고 있다(우리나라 법에 대해서는 아래 3. 참조).

2. 낙태 이유 및 낙태에 관한 찬반 의견

낙태를 하는 이유는 결혼 및 자녀의 유무에 따라 다르다. 기혼여성이 경우에는 ① 더 이상 자녀를 워치 않아서, ② 터울 조절 등 가족계획을 위해서, ③ 임산부의 건강상의 문제 등에 따라, 미혼여성의 경우에는 ① 미혼이라서, ② 미성년자라거나 경제적 어려움 등 사회경제적인 이유 등이다.

낙태에 대해서는 현재까지도 찬성과 반대 입장이 팽팽히 맞서는 가운데, 낙태 반대의 이유로는 ① 낙태는 무고한 생명을 죽이는 살인이라는 점, ② 낙태는 인간생명에 대한 경시 풍조를 확산시킨다는 점, ③ 낙태는 가정을 파괴하고 성윤리를 타락시킨다는 점 등을 들 수 있다.

낙태 찬성의 이유로는 ① 태아는 과연 성인과 동등한 자격과 권리를 갖춘 인간인가에 대해서는 예전부터 수많은 논의가 있었다는 점, ② 만약 태아가 인간이라고 해도 이를 자궁에 수태하고 있는 여성은 원하지 않은 임신을 끝까지 유지해야 할 책임이 있는가에 대한 의문을 가질 수 있다는 점, ③ 여성의 삶의 질, 나아가 여성의 생식과 관련된 자기결정권에 대한 페미니스트적 입장에서의 비판이 있다는 점, ④ 원치 않는 임신으로 인해 태어난 아이의 행복과 향후 사회구성원으로서의 역할에 대해 의문점이 있다는 점, ⑤ 임신하면 무조건 출산해야 할 경우 발생할 수 있는 인구 증가와 관련한 세계적인 자원 고갈과 환경오염 문제가 있을 수 있다는 점 등을 들 수 있다.[2]

그리고 태아의 기형을 이유로 낙태를 허용할 수 있겠는가의 문제가 있다. 이에 대해서는, ① 사회경제적 이유를 포함하여 여성들이 원하면 낙태를 허용해야 한다는 입장, ② 태아에 기형이 있다는 이유로 낙태를 허용한다면 인간을 신체적 완결성으로 인하여 차별하게 되는 경향을 심화시키게 될 것이고 장애인들이나 기형아들에 대한 치료와 복지, 인권의 개선은 점점 더 어려워질 것이라는 입장, ③ 태아 기형과 낙태의 허용 범위에 대하여 합일점을 찾기란 쉽지 않을 뿐 아니라 인류적 이득의 관점에서도 낙태의 허용 여부에 대하여 논하기보다는 태아 기형의 예방과 치료법의 발전을 위해 노력하는 것이 더 낫다는 입장이 있다.

특히 ③의 근거로는 첫째, 과연 어디까지를 생존 불가능한 기형, 낙태를 허용해도 되는 기형으로 할 것인가에 대한 기준이 없다는 점, 둘째, 중증의 기형이라 하더라도 끝까지 최선을 다해 치료를 하는 것이 인간의 보편적 가치에 더 부합한다는 점, 셋째, 기형에 대한 진단이 100% 정확하고 조언이 객관적이고 일정할 수는 없다는 점 등이다.[3]

3. 낙태 관련 법

낙태와 관련해서는 형법과 모자보건법이 적용이 된다. 형법에서는 제269조에서 일반적인 낙태에 대한 처벌을 규정해 두고 있고, 제270조에서 의사 등 의료직업을 수행하는 자가 행하는 낙태에 대해 가중처벌을 규정해 두고 있다. 모자보건법에서는 예외적으로 의사만이 낙태를 할 수 있는 경우를 규정해 두고 있다. 따라서 우리는 낙태를 할 경우에는 원칙적으로 형법에 의해 형벌을 받게 되고, 예외적으로 모자모건법 규정에 따라 의사가 낙태를 해도 처벌받지 않는 경우가 발생하게 된다. 모자보건법 제28조는 "이 법에 따른 인공임신중절수술을 받은 자와 수술을 한 자는 형법 제269조 제1항·제2항 및 제270조 제1항에도 불구하고 처벌하지 아니한다"고 정해 놓고 있다.

형법 제269조는 제1항에서 "부녀가 약물 기타 방법으로 낙태한 때에는 1년 이하의 징역 또는 200만원 이하의 벌금에 처한다"고 규정하여, 임산부 스스로 낙태를 하는 경우 처벌하는 자기낙태죄를 정해 놓고 있다. 제2항에서 "부녀의 촉탁 또는 승낙을 받아 낙태하게 한 자도 제1항의 형과 같다"고 규정하여 낙태 요청을 받아들여 낙태를 시행한 자에 대한 동의낙태죄를 정해 놓고 있다. 제3항에서 "제2항의 죄를 범하여 부녀를 상해에 이르게 한 때에는 3년 이하의 징역에 처한다. 사망에 이르게 한 때에는 7년 이하의 징역에 처한다"고 규정하여 동의낙태죄를 범한 자가 임산부에 대해 상해나 사망을 초래한 경우인 낙태치사상죄를 정해 놓고 있다. 그러나, 형법은 낙태미수죄와 과실에 의한 낙태죄에 대한 처벌조항은 규정해 놓고 있지 않다.

형법 제270조는 제1항에서 “의사, 한의사, 조산사, 약제사 또는 약종상이 부녀의 촉탁 또는 승낙을 받아 낙태하게 한 때에는 2년 이하의 징역에 처한다”고 규정하여 의료업무를 수행하는 직업을 가진 자가 낙태 요청을 받아들여 낙태를 시행한 경우에는 형법 제269조의 임산부의 자기낙태와 일반인의 동의낙태에 비해 과중한 형벌에 처한다는 업무상 동의낙태죄를 정해 놓고 있다.

제2항에서 “부녀의 촉탁 또는 승낙 없이 낙태하게 한 자는 3년 이하의 징역에 처한다”고 규정하여 업무상 부동의 낙태죄를 정해 놓고 있다. 제3항에서 “제1항 또는 제2항의 죄를 범하여 부녀를 상해에 이르게 한 때에는 5년 이하의 징역에 처한다. 사망에 이르게 한 때에는 10년 이하의 징역에 처한다”고 규정하여 업무상 낙태치사상죄를 정해 놓고 있다. 그리고 업무상 낙태치사상죄를 범한 자에게는 7년 이하의 자격정지도 같이 함께 부과한다.

모자보건법은 제14조 제1항에서 “의사는 본인이나 배우자가 대통령령으로 정하는 우생학적(優生學的) 또는 유전학적 정신장애나 신체질환이 있는 경우, 본인이나 배우자가 대통령령으로 정하는 전염성 질환이 있는 경우, 강간 또는 준강간(準强姦)에 의하여 임신된 경우, 법률상 혼인할 수 없는 혈족 또는 인척 간에 임신된 경우, 임신의 지속이 보건의학적 이유로 모체의 건강을 심각하게 해치고 있거나 해칠 우려가 있는 경우 중 어느 하나에 해당되는 경우에만 본인과 배우자(사실상의 혼인관계에 있는 사람을 포함한다. 이하 같다)의 동의를 받아 인공임신중절수술을 할 수 있다”고 규정하여 의사가 인공임신중절수술을 아무런 처벌도 받지 않고 시행할 수 있도록 정해 놓고 있다.

제2항에서 “제1항의 경우에 배우자의 사망·실종·행방불명, 그 밖에 부득이한 사유로 동의를 받을 수 없으면 본인의 동의만으로 그 수술을 할 수 있다”고 규정하여 불가항력적인 사유가 있는 경우에만 임산부 본인의 동의만으로 인공임신중절수술을 할 수 있도록 정해 놓고 있다. 제3항에서 “제1항의 경우 본인이나 배우자가 심신장애로 의사표시를 할 수 없을 때에는 그 친권자나 후견인의 동의로, 친권자나 후견인이 없을 때에는 부양의무자의 동의로 각각 그 동의를 갈음할 수 있다”고 규정하여 임산부 본인이나 배우자가 의사능력이 없는 경우 동의를 대신 행사할 수 있는 사람과 그 순서를 정해 놓고 있다.

모자보건법 시행령은 제15조 제1항에서 임신 24주일 이내에만 인공임신중절수술을 허용한다고 규정해 두고 있다. 제2항에서 “법 제14조 제1항 제1호에 따라 인공임신중절수술을 할 수 있는 우생학적 또는 유전학적 정신장애나 신체질환은 연골무형성증, 낭성섬유증 및 그 밖의 유전성 질환으로서 그 질환이 태아에 미치는 위험성이 높은 질환으로 한다”고 규정하고, 제3항에서 “법 제14조 제1항 제2호에 따라 인공임신중절수술을 할 수 있는 전염성 질환은 풍진, 톡소플라즈마증 및 그 밖에 의학적으로 태아에 미치는 위험성이 높은 전염성 질환으로 한다”고 규정해 두고 있다.

4. 낙태 관련 판례

(1) 대법원 2005. 4. 15. 선고 2003도2780 판결 – 형법상 낙태죄 성립요건

낙태죄는 태아를 자연분만기에 앞서서 인위적으로 모체 밖으로 배출하거나 모체 안에서 살해함으로써 성립하고, 그 결과 태아가 사망하였는지 여부는 낙태죄의 성립에 영향이 없다.

(2) 대법원 1999. 6. 11. 선고 98다22857 판결 – 다운증후군 아기의 경우 낙태를 할 수 없다

의사가 기형아 판별확률이 높은 검사방법에 관하여 설명하지 아니하여 임산부가 태아의 기형 여부에 대한 판별확률이 높은 검사를 받지 못한 채 다운증후군에 걸린 아이를 출산하였다. 모자보건법 제14조 제1항 제1호는 인공임신중절수술을 할 수 있는 경우로 임산부 본인 또는 배우자가 대통령령이 정하는 우생학적 또는 유전학적 정신장애나 신체질환이 있는 경우를 규정하고 있고, 모자보건법시행령 제15조 제2항은 같은 법 제14조 제1항 제1호의 규정에 의하여 인공임신중절수술을 할 수 있는 우생학적 또는 유전학적 정신장애나 신체질환으로 혈우병과 각종 유전성 질환을 규정하고 있을 뿐이다. 따라서, 다운증후군은 위 조항 소정의 인공임신중절사유에 해당하지 않음이 명백하여 부모가 태아가 다운증후군에 걸려 있음을 알았다고 하더라도 태아를 적법하게 낙태할 결정권을 가지고 있었다고 보기 어렵다고 할 것이어서 부모의 적법한 낙태결정권이 침해되었다고 할 수 없다.

(3) 헌법재판소 2012. 8. 23. 2010헌바402 결정 – 형법 제269조 제1항 자기낙태죄 조항은 헌법을 위반하지 않는다

[다수의견] 인간의 생명은 고귀하고, 이 세상에서 무엇과도 바꿀 수 없는 존엄한 인간 존재의 근원이며, 이러한 생명에 대한 권리는 기본권 중의 기본권이다. 태아가 비록 그 생명의 유지를 위하여 모(母)에게 의존해야 하지만, 그 자체로 모(母)와 별개의 생명체이고 특별한 사정이 없는 한 인간으로 성장할 가능성이 크므로 태아에게도 생명권이 인정되어야 하며, 태아가 독자적 생존능력을 갖추었는지 여부를 그에 대한 낙태 허용의 판단 기준으로 삼을 수는 없다. 한편, 낙태를 처벌하지 않거나 형벌보다 가벼운 제재를 가하게 된다면 현재보다도 훨씬 더 낙태가 만연하게 되어 자기낙태죄 조항의 입법목적을 달성할 수 없게 될 것이고, 성교육과 피임법의 보편적 사용, 임부에 대한 지원 등은 불법적인 낙태를 방지할 효과적인 수단이 되기에는 부족하다. 나아가 입법자는 일정한 우생학적 또는 유전학적 정신장애나 신체질환이 있는 경우와 같은 예외적인 경우에는 임신 24주 이내의 낙태를 허용하여(모자보건법 제14조, 동법 시행령 제15조), 불가피한 사정이 있는 경우에는 태아의 생명권을 제한할 수 있도록 하고 있다. 나아가 자기낙태죄 조항으로 제한되는 사익인 임부의 자기결정권이 위 조항을 통하여 달성하려는 태아의 생명권 보호라는 공익에 비하여 결코 중하다고 볼 수 없다. 따라서 자기낙태죄 조항이 임신 초기의 낙태나 사회적·경제적 사유에 의한 낙태를 허용하고 있지 아니한 것이 임부의 자기결정권에 대한 과도한 제한이라고 보기 어려우므로,

자기낙태죄 조항은 헌법에 위반되지 아니한다.

이 다수의견에 따르면 우리는 모자보건법상의 예외적인 인공임신중절 허용 사유를 제외하고는 어떠한 경우에도 낙태를 법적으로 허용하고 있지 않다.

[반대의견] 태아에 대한 국가의 보호의무에는 여성이 임신 중 또는 출산 후 겪게 되는 어려움을 도와주는 것까지 포함된다고 보아야 할 것이고, 국가는 생명을 보호하는 입법적 조치를 취함에 있어 인간생명의 발달단계에 따라 그 보호정도나 보호수단을 달리할 수 있다. 현대 의학의 수준에서는 태아의 독자적 생존능력이 인정되는 임신 24주 이후에는 임부의 낙태를 원칙적으로 금지하고, 임부의 생명이나 건강에 현저한 위해가 생길 우려가 있는 등 특단의 사정이 있는 경우에만 낙태를 허용함이 바람직하다. 임신 중기(임신 13주-24주)의 낙태는 임신 초기(임신 1주~12주)의 낙태에 비하여 임부의 생명이나 건강에 위해가 생길 우려가 증가한다는 점에서 국가는 모성의 건강을 증진하기 위하여 낙태의 절차를 규제하는 등으로 임신 중기의 낙태에 관여할 수 있다고 할 것이다. 그런데 임신 초기의 태아는 고통을 느끼지 못하는 반면, 임신 초기의 낙태는 시술방법이 간단하여 낙태로 인한 합병증 및 모성사망률이 현저히 낮아지므로 임신 초기에는 임부의 자기결정권을 존중하여 낙태를 허용해 줄 여지가 크다. 따라서 임신 초기의 낙태까지 전면적, 일률적으로 금지하고 처벌하고 있는 자기낙태죄 조항은 침해의 최소성 원칙에 위배된다.

한편, 형법상 낙태죄 규정이 현재는 거의 사문화되어 자기낙태죄 조항으로 달성하려는 태아의 생명보호라는 공익은 더 이상 자기낙태죄 조항을 통하여 달성될 것으로 보기 어려운 반면, 자기낙태죄 조항으로 제한되는 사익인 임부의 자기결정권은 결코 가볍게 볼 수 없어 법익의 균형성 요건도 갖추지 못하였다. 그러므로 자기낙태죄 조항은 임신 초기의 낙태까지 전면적, 일률적으로 금지하고 처벌하고 있다는 점에서, 임부의 자기결정권을 침해하여 헌법에 위반된다.

이 반대의견은 미국의 로 대 웨이드 사건의 결론인 "임신 3분기 기준"을 충실히 따른 것으로 볼 수 있다.

(4) 헌법재판소 2019. 4. 11. 2017헌바127 결정 – 형법 제269조 제1항 자기낙태죄 조항과 형법 제270조 제1항 중 '의사'에 관한 부분은 모두 헌법에 합치되지 않는다

자기낙태죄 조항과 의사낙태죄 조항이 헌법에 위반된다는 단순위헌의견이 3인이고, 헌법에 합치되지 아니한다는 헌법불합치의견이 4인이므로, 단순위헌의견에 헌법불합치의견을 합산하면 법률의 위헌결정을 함에 필요한 심판정족수에 이르게 된다. 따라서 위 조항들에 대하여 헌법에 합치되지 아니한다고 선언하되, 2020. 12. 31.을 시한으로 입법자가 개선입법을 할 때까지 계속적용을 명한다.

[헌법불합치의견] 자기낙태죄 조항은 임신한 여성의 자기결정권을 제한한다. 임신한 여성이 임신을 유지 또는 종결할 것인지 여부를 결정하는 것은 스스로 선택한 인생관·사회관을 바탕으로 자신이 처한 신체적·심리적·사회적·경제적 상황에 대한 깊은 고민을 한 결과를 반영하는 전인적(全人的) 결정이다. 태아가 모체를 떠난 상태에서

독자적으로 생존할 수 있는 시점인 임신 22주 내외에 도달하기 전이면서 동시에 임신 유지와 출산 여부에 관한 자기결정권을 행사하기에 충분한 시간이 보장되는 시기(이하 착상 시부터 이 시기까지를 '결정가능기간'이라 한다)까지의 낙태에 대해서는 국가가 생명보호의 수단 및 정도를 달리 정할 수 있다고 봄이 타당하다.

[단순위헌의견] 태아가 덜 발달하고, 안전한 낙태 수술이 가능하며, 여성이 낙태 여부를 숙고하여 결정하기에 필요한 기간인 임신 제1삼분기(first trimester, 대략 마지막 생리기간의 첫날부터 14주 무렵까지)에는 임신한 여성의 자기결정권을 최대한 존중하여 그가 자신의 존엄성과 자율성에 터 잡아 형성한 인생관·사회관을 바탕으로 자신이 처한 상황에 대하여 숙고한 뒤 낙태 여부를 스스로 결정할 수 있도록 하여야 한다. 적어도 임신 제1삼분기에 이루어진 낙태에 대하여 처벌하는 부분은 그 위헌성이 명확하여 처벌의 범위가 불확실하다고 볼 수 없다. 심판대상조항들에 대하여 단순위헌결정을 하여야 한다.

[합헌의견] 태아와 출생한 사람은 생명의 연속적인 발달과정 아래 놓여 있다고 볼 수 있으므로, 인간의 존엄성의 정도나 생명 보호의 필요성과 관련하여 태아와 출생한 사람 사이에 근본적인 차이가 있다고 보기 어렵다. 따라서 태아 역시 헌법상 생명권의 주체가 된다. 태아의 생명권을 보호하고자 하는 공익의 중요성은 태아의 성장 상태에 따라 달라진다고 볼 수 없으며, 임신 중의 특정한 기간 동안에는 임신한 여성의 인격권이나 자기결정권이 우선하고 그 이후에는 태아

의 생명권이 우선한다고 할 수도 없다. 따라서 자기낙태죄 조항 및 의사낙태죄 조항은 모두 헌법에 위반되지 아니한다.

(5) 로 대 웨이드 사건 [Roe *v.* Wade (410 U.S. 113 (1973))] – 낙태는 임신기간 중 언제든 허용되지만 임신 3분기 기준에 따라 임신 24주 이후에는 모체의 건강상 이유 이외에는 원칙적으로 낙태는 금지된다

1969년 가을 노마 맥코비는 임신사실을 알게 되어 린다 커피와 사라 웨딩턴 변호사를 통해 1970년에 제인 로(Jane Roe)라는 익명을 사용하여 미국 텍사스주에 위치한 연방 지방법원에 낙태 허용 소송을 제기하였다(원고의 이름을 밝히기 곤란한 경우 남성인 경우에는 Jone Doe로 여성인 경우에는 Jane Roe로 소송을 제기함). 이 사건의 피고인은 텍사스주를 대리하는 댈라스시 검찰총장인 헨리 웨이드였다. 연방 지방법원은 로의 손을 들어 주었지만, 낙태를 금지하고 있는 법의 집행을 중단하라고 명령하지는 않았다. 연방 지방법원의 결정은 연방수정헌법 제9조에 근거를 두었다. 낙태는 1970년대 초에 거의 모든 주법에 의해 널리 금지된 상태였다. 로 대 웨이드 사건은 연방대법원에 상고되었다.

연방대법원은 1973년 1월 22일 7 대 2 결정으로 로의 손을 들어 주었다. 연방대법원은 낙태를 헌법상 기본권으로 간주하였고, 이를 제한하려고 하는 모든 법률은 엄격심사기준의 대상이 된다고 하였다. 연방대법원은 연방수정헌법 제9조를 따른 연방 지방법원의 논지를 배척하고, 그 대신 연방수정헌법 제14조의 적법절차조항에 있는 "프라

이버시권"은 여성이 임신을 중단할지 여부를 결정할 권리를 가진다고 최초로 선언하였다. 따라서, 연방대법원의 대법관 다수는 헌법상 적법절차조항에서 결정의 논거를 찾게 되었다. 이에 따라, 모의 생명을 보존하기 위해 필요한 경우를 제외하고는 임신기간에 상관없이 낙태를 금지하고 있는 텍사스주의 낙태법을 위헌이라고 판시하였다.

또한, 연방대법원은 연방수정헌법 제14조에 있는 "인(person)"이란 용어는 태어나지 않은 것을 포함하지 않는다고 하였다. 다만, 연방대법원은 프라이버시에 관한 헌법상 권리는 여성의 낙태 결정권에까지 확장된다고 인정하였지만, 이 권리는 낙태규제에 따른 주의 적법한 이익(태아의 생명보호와 모의 건강)과 비교 형량되어야 한다고 판시하였다. 임신기간이 길어질수록 주의 이러한 이익이 점점 더 강해진다는 것을 지적하면서, 연방대법원은 임신을 3기로 구분하여 주의 낙태규제이익과의 이익형량 문제를 해결하였다.

임신 1기(임신 시작부터 12주까지)에는 낙태를 규제하는 주의 이익은 가장 약하다. 그래서 임산부의 낙태를 주는 어떠한 이유로도 제한할 수 없게 된다. 임신 2기(12주부터 24주까지)에는 낙태로 인해 모의 건강에 미칠 위험이 증가하게 된다. 그래서 주는 모의 건강과 합리적으로 관련된 방법으로만 낙태절차를 규제할 수 있게 된다. 임신 3기(24주 이후)는 태아의 생존가능률의 증가와 이에 따라 태아의 생명을 보호할 주의 이익이 비례하여 커지게 된다. 그래서 주는 적합하다고 생각하는 것(모의 생명 또는 건강을 보존하기 위해 적절한 의학적 판단에 따라 필요한 경우는 제외)에 따라 낙태를 제한하거나 금지할 것을 선택할 수 있게 된다.

이 사건은 태아의 생존가능성의 시기 이전에는 어떠한 낙태도 주로 하여금 금지하지 못하도록 함으로써 미국에서 낙태를 허용하게 한 최초의 연방대법원 결정으로 이후 낙태사건에 있어서 합법적 낙태의 판단기준이 된 임신 3분기 기준(임신 시작부터 12주까지, 12주부터 24주까지, 24주 이후)을 정립하였다. 즉, 이 사건의 결정에 따라 임신 3기인 임신 24주 이후인 태아의 생존가능성 시기 이전에는 임산부는 어떤 이유로든 낙태를 적법하게 할 수 있게 되었다.

그리고 이 사건은 낙태에 관한 주와 연방의 제한을 허용하지 않음으로써, ① 낙태가 적법하게 허용되는지 여부 또는 허용된다면 어느 범위까지인지, ② 누가 낙태의 적법성을 결정할 것인지, ③ 헌법상 결정에서 연방대법원이 어떤 수단을 사용해야 하는지, ④ 종교와 도덕적 견해는 정치영역에서 어떤 역할을 해야 하는지 등 오늘날까지 계속되는 낙태의 허용 여부에 관한 미국의 전국적 논쟁을 촉발하였다. 또한, 이 사건은 미국민을 낙태찬성(pro-choice)과 낙태반대(pro-life)라는 입장에 서도록 하였다.

[엄격심사기준 (standard of strict scrutiny)]

미국 연방대법원이 해당 사건의 심사 대상인 법률이 헌법에 적합한지 여부를 심사하기 위해 사용하는 가장 엄격한 사법심사기준으로 법률을 제정한 주가 해당 법률이 주의 공공정책과 공익에 합치하여 주 정부의 이익(=compelling governmental interest)이 상대방의 이익을 상회한다는 입증책임을 져야 하는 것을 말한다. 해당 법률이 상대방의 헌법상 기본권 침해, 연방수정헌법 제14조상 적법절차에 의해 보호되는 기본권이나 자유권 침해, 인종이나 국적과 같은 의심 집단(suspect classification)에 대해 적용될 때 이 법률이 헌법에 위반되는지 여부를 결정할 때 주로 사용된다.

여기서 compelling governmental interest는 "매우 중대한 정부 이익"으로 주의 해당 법률이 국가안보를 위해서, 다수 국민의 생명 보존을 위해서, 그리고 명백한 헌법상 보호사항을 위반하지 않고서 법률로 인한 침해행위가 상대방에게 최소한인 경우에 인정된다. 대부분의 법률로 인한 침해행위는 이 심사기준을 통과하지 못해 해당 법률은 위헌으로 판정된다.

(6) 플랜드 페어런트후드 대 케이시 사건 [Planned Parenthood of Southeastern Pennsylvania *v.* Casey (505 U.S. 833 (1992))] – 낙태를 제한하는 법률의 위헌성 여부를 결정하기 위한 새로운 기준(부당한 부담기준)을 최초로 정립

미국 펜실베니아주 의회는 1988년과 1989년 낙태통제법을 개정하였다. 새로운 개정 조항들 가운데 ① 낙태시술을 시작하기 전에 의사로 하여금 여성에게 건강상 위험과 발생가능한 낙태의 후유증 등을 충분하게 설명한 후 동의를 얻도록 할 것, ② 성인 여성의 경우 낙태시술 전 24시간 대기기간을 제공할 것, ③ 낙태를 구하는 미성년자는 한쪽 부모의 동의를 얻을 것, ④ 낙태를 구하는 결혼한 여성은 남편에게 낙태의사를 고지할 것, ⑤ 낙태시술 기관에 대한 보고요건 부과 등이 로 대 웨이드 사건에 의하면 위헌이라고 몇몇 낙태시술 의료기관들과 의사들에 의해 주장되었다. 연방지방법원은 위 5개 조항들이 모두 표면상 위헌이라고 판시하여 그 집행을 중단하라고 판시하였다. 연방항소법원은 남편에 대한 고지요건만을 제외하고는 나머지 모든 조항들에 대해서는 합헌이라고 판시하였다.

연방대법원은 5 대 4 결정으로 낙태를 원칙적으로 아무런 조건 없이 허용하는 로 대 웨이드 사건의 구속력을 재확인하였지만, 낙태를 위한 추가요건들을 규정한 해당 펜실베니아주 법률의 조항들 대부분을 합헌이라 판시하였다. 이 사건에서 연방대법관들은 최초로 낙태를 제한하는 법률의 타당성을 결정하기 위해 새로운 기준을 부과하였다. 새로운 기준은 주의 낙태 규제가 "생존가능성 이전상태의 태아를 낙태하려는 여성에 대해 실질적 장애"로 정의되는 "부당한 부담(undue burden)"을 부과하기 위한 목적 또는 효과를 가지고 있는지 여부를 묻는 것이다. 이 기준에 따라, 부당한 부담 테스트를 통과하지 못한 유일한 조항은 남편에게 낙태를 사전 고지하도록 요건을 규정한 조항이었다.

낙태의 허용조건을 강화한 법률을 펜실베니아주가 제정하였는바, 그 가운데 남편에 대한 사전 고지의무를 규정한 조항만 위헌으로 결정되었고 충분한 정보에 의한 임산부의 동의획득 요건과 낙태시술 전 24시간 대기요건을 규정한 조항은 합헌결정을 받았다. 이 사건은 로 대 웨이드 사건에서 낙태를 전면적으로 허용한 것과는 달리 낙태를 허용하기는 하지만 그 허용범위를 제한하고자 노력한 사건이다. 즉, 이 사건에서 연방대법원은 주의 낙태법에 대해 훨씬 더 많은 존중을 나타내어 연방헌법에 합치한다고 결정하고자 하였던 것이다.

(7) 곤잘레스 대 카하트 사건[Gonzales *v.* Carhart(550 U.S. 124 (2007))] – 「연방 부분출산낙태 금지법」은 헌법에 합치한다

미국 연방의회는 2003년에 ① 임신 중기 또는 후기에 유도분만을 거쳐 태아를 유산시키는 행위인 부분출산낙태(Partial-birth Abortion)는 모의 건강을 보호하기 위해 꼭 필요한 것은 아니다, ② 부분출산낙태는 의학적으로 결코 필요치 않으며 금지되어야 하는 잔인하고 비인간적 절차라는 도덕적·윤리적 합의가 있었다고 입법이유를 제시하면서 2003년에 「연방 부분출산낙태 금지법」을 제정하였다. 이 법은 ① 여성의 건강을 위한 경우 예외적으로 부분출산낙태가 허용되어야 한다는 규정이 없고, ② 모의 생명을 구하는 데 필요하지 않은 부분출산낙태를 알면서 실행하는 것은 금지하지만 모의 생명에 치명적인 위협이 있는 경우에는 부분출산낙태를 허용하고, ③ 시술하는 의사에 대해서만 최고 2년의 징역에 처할 수 있도록 하였다.

곤잘레스 대 카하트 사건에서 제1심과 제2심 법원은 ① 일반적으로 모의 건강을 위해 필요한 경우 낙태를 허용하는 건강상 예외사항이 법에 규정되어 있는데, 이 법은 부분출산낙태를 허용하는 건강상 예외사항을 규정해 놓지 않고, ② intact D&E(=부분출산낙태)뿐만 아니라 임신 제2기에서 인정되는 D&E(자궁경관확장 및 내용흡인술. Dilation and Evacuation)도 금지하여 임신 제2기의 낙태를 선택하는 여성의 권리에 부당하게 부담을 주고, ③ 너무 모호하기 때문에 이 법을 위헌이라고 판시하였다.

그러나, 연방대법원은 ① 이 법에 규정된 intact D&E의 금지는 모호하지 않다는 점, ② 임신 제2기에서 인정되는 전형적인 D&E의 사용을 금지할 수 있는 것처럼 해석될 수 있는 이 법의 규정에 관한 가장 합리적 해석은 전형적인 D&E의 사용 금지를 포함할 정도로 그렇게 광범위하지 않다는 점, ③ 이 법은 태아의 생존가능성 이전에 낙태를 구하는 여성에 대해 위헌적인 실질적 장해를 부과하지 않는다는 점, ④ 이 법은 적법한 의회의 목적을 추구한다는 점, ⑤ 태아의 생존가능성 이후에 낙태가 허용되는 모의 건강상 예외사항을 두지 않은 것이 이 법을 표면상 위헌이라고 간주하지는 않는다는 점 등을 이유로 5 대 4 결정으로 2003년 제정된 「연방 부분출산낙태 금지법」이 헌법상 여성의 낙태권을 침해한 것이 아니라고 하여 합헌으로 판시하였다.

이 판례는 낙태시행 여부에 대해서가 아니라 구체적인 낙태의 방법을 금지한 법률이 헌법에 합치한다는 것을 결정한 최초의 사례이다.

(8) 호울 우먼즈 헬스 대 헬러스테트 사건 [Whole Woman's Health *v.* Hellerstedt (136 S.Ct. 2292 (2016))] – 여성의 건강상 이득과 낙태 클리닉에의 접근성 간의 비교형량을 낙태법률의 위헌성 여부 결정기준으로 정립

2013년에 텍사스주는 "낙태를 실행하는 의료인은 낙태가 행해진 곳 반경 30마일 내에 있는 병원 한 곳에 대한 사용권(병원사용권, admitting privileges)(개업 의사가 자기 환자를 특정 병원에 입원시키고 진료할 수 있는 권리. 우리나라의 경우에는 개원 의사가 자기 환자를 병원에 입원시키고 자기가 진료할 수 없고, 병원에 고용된 의사만 환자를 자신의 병원에 입원시키고 진료할 수 있음)을 가져야 한다"는 요건과 "모든 낙태 클리닉은 외래 수술 센터(ambulatory surgical centers)(외래로 수술을 하고 바로 퇴원시킬 수 있는 시설)와 동일한 기준을 충족해야 하고 공간(건물), 안전성, 주차장, 인력을 업그레이드하여 병원 입원실 기준을 충족해야 한다"는 요건을 규정한 법률을 제정하였다. 그러자 낙태를 실행하는 의료인 단체는 헌법상 평등보호조항 위반, 불법적인 입법권 위임, 자의적이고 비합리적인 주의 행위라고 주장하면서 이 조항들을 무효로 하기 위해 텍사스주를 상대로 소송을 제기하였다.

이에 연방대법원은 2016년에 5-3 결정으로 이 법률은 합법적 낙태를 구하는 여성에게 부당한 부담을 부과하므로 위헌이라고 판시하였다. 연방대법원은 ① 1심 법원에 제출된 증거에 비추어 이 조항들이 텍사스주의 수많은 낙태 클리닉들의 폐업을 야기하여(외래 수술 센터 기준을 충족하는 7~8개 시설만 남게 됨), 낙태를 구하는 여성들의 접근권을 침해하게 될 것이다, ② 이 조항들로 인한 의료적 이득이 착각이므로(비 외래 수술 센터에서 행해진 낙태의 위험과 비교해 볼 때 외래 수술 센터도 유의미하게 낙태의 위험을 낮추지는 못함), 낙태에의 접근에 대한 부담을 정당화하기에는 충분하지 않다, ③ 이러한 제한 사항들이 낙태를 구하는 여성들에게 "실질적 부담"을 부과하여 낙태에의 접근에 대해 "부당한 부담"을 지우게 한다, ④ 현재 낙태는 다른 의료 절차들에 비해 안전하기 때문에 안전성이라는 명목으로 낙태에 접근하는 것을 훨씬 더 어렵게 만드는 어떠한 법이라도 사법심사를 통과할 수 없다 등을 위헌결정의 이유로 제시하였다.

이 사건은 ① 낙태를 규율하고 있는 법률의 위헌성 여부를 심사하는 법원은 그 법률로 인해 낙태하고자 하는 여성의 건강상 이득과 낙태하고자 하는 클리닉에의 접근에 대한 부담을 비교형량해야 한다는 점과 ② 낙태를 구하는 여성의 헌법상 보호되는 이익은 낙태를 실행하는 클리닉에 의해 고양될 수 있다는 것을 확립하였다는 점에서 의미를 가진다.[4]

5. 원치 않은 생명(Wrongful Life) 소송과 원치 않은 출생(Wrongful Birth) 소송

(1) 원치 않은 생명 소송

'원치 않은 생명' 소송은 선천적 장애아의 출산을 낙태를 통해 막을 수 있었음에도 불구하고 태어나게 한 것에 대해 '태어난 장애아'가 제기하는 소송을 말한다. 우리 대법원은 "인간 생명의 존엄성과 그 가치의 무한함에 비추어 볼 때, 어떠한 인간 또는 인간이 되려고 하는 존재가 타인에 대하여 자신의 출생을 막아 줄 것을 요구할 권리를 가진다고 보기 어렵고, 장애를 갖고 출생한 것 자체를 인공임신중절로 출생하지 않은 것과 비교해서 법률적으로 손해라고 단정할 수도 없으며, 그로 인하여 치료비 등 여러 가지 비용이 정상인에 비하여 더 소요된다고 하더라도 그 장애 자체가 의사나 다른 누구의 과실로 말미암은 것이 아닌 이상 이를 선천적으로 장애를 지닌 채 태어난 아이 자신이 청구할 수 있는 손해라고 할 수는 없다"(대법원 1999. 6. 11. 선고 98다22857 판결)고 하여 태어난 장애아가 제기하는 원치 않은 생명 소송은 원칙적으로 허용하지 않는다.

미국의 경우에는 비록 원치 않은 생명 소송에 관한 연방대법원 판례는 없지만, 개별 주에서 상이한 결정을 내리고 있다. 메릴랜드주는 생명 그 자체를 소송의 대상으로 할 수는 없다고 하여 우리 대법원과 같은 입장을 취하였다[카사마 대 마가트 사건(Kassama *v.* Magat, 792 A.2d 1102 (Ct. App. Md. 2002). 다운증후군을 가진 아이브리온이라는 여아를 대신하여 원치 않은 생명 소송을 제기한 모에 대해 법원은 불법행위법의 목적상 장애를 가진 생명이 생명이 아닌 것보다 더 못하지 않기 때문에 생명 그 자체는 원치 않은 생명 소송의 원인이 되는 손해가 되어서도 될 수도 없다고 하였다].

캘리포니아주는 원치 않은 생명이 태어난 것은 의료과오라고 하여 소송을 허용하였다[터핀 대 소티니 사건(Turpin *v.* Sortini, 643 P.2d 954(1982). 장애를 가지고 태어난 아이가 의사를 상대로 잠재적 유전질환을 부모에게 고지하지 않아 장애를 가지고 태어났다는 것을 이유로 소송을 제기한 것에 대해 1982년 5월 3일 캘리포니아주 대법원이 일부 인정한 사건이다. 즉, 미성년자가 자신이 배아나 태아 상태였을 때 저질러진 의료과오를 이유로 소송을 제기할 수 있는 이유가 된다고 결론내렸다. 1982년 당시 5살인 원고 조이 터핀은 낙태를 결정했었을 유전질환에 대해 부모에게 고지하지 않은 아담 소티니 산부인과 의사를 과실이 있다고 소송을 제기하였다. 조이는 1977년 8월 23일에 청각장애를 가지고 태어났다. 캘리포니아주 대법원은 일반적 손해배상액을 주는 것이 합당하지는 않을지라도 치료비를 조이와 부모에게 지불해야 한다고 결정하여 부분적인 손해배상을 인정하였다].

(2) 원치 않은 출생 소송

'원치 않은 출생'은 검사 결과를 고지하지 않아 부모의 임신지속 여부 결정을 위한 정보에 근거한 결정 기회를 차단하여 손해를 끼치는 의료절차상 과실에 기초하여 발생한다. 원치 않은 출생 소송은 출생 시 결함을 지니고 태어난 아기의 부모가 의사나 유전자 상담사를 대상으로 손상을 입거나 장애상태로 태어나게 될 아기를 낙태할 수 있는 가능성을 박탈당했다는 이유로 제기하는 소송을 말한다. 장애아를 양육하고 인내하는 데 소요되는 손해와 비용을 회복하기 위해 부모가 제기한다.

1) 서울서부지방법원 2006. 12. 6. 선고 2005가합4819 판결

태아가 산전 검사인 융모막 검사에서 정상아로 확인되었으나 출생 후 운동신경세포생존 유전자 결손에 의한 척추성근위축증 환자로 진단받은 사안에서, 태아가 가족 병력에 비추어 척추성근위축증 환자일 확률이 높고, 태아가 척추성근위축증 환자일 경우 그 부모가 출산을 원하지 않는다는 사정 등을 잘 알고 있는 의사로서는 통상의 경우와 달리 태아가 척추성근위축증 환자일 가능성을 배제하기 위하여(즉, 융모막 검사의 오류가능성을 최소화하기 위하여) 가능한 모든 검사를 시행해 보아야 할 의무가 있으므로, 의사가 태아에게서 SMN1 유전자의 결손이 없음을 확진하기 위하여 필요한 양수천자 등의 추가검사조차 시행하지 않았다면 의료상 과실이 있다.

2) 대법원 2002. 3. 29. 선고 2000다61947 판결

의사의 설명의무 위반으로 다운증후군의 기형아를 출산하였음을 이유로 손해배상을 구한 사안에서, 의사가 임산부의 신체나 태아의 건강상태에 관하여 이상징후가 없는 상황에서 당시의 의료수준에서 가장 적합하다고 판단되는 검사방법을 통하여 검사를 한 결과 정상이라는 판정을 하였다면, 구체적인 이상징후나 위험한 인자를 갖고 있는 임산부에 대하여만 한정적으로 실시하도록 되어 있는 다른 검사방법에 관하여 더 이상의 구체적인 설명과 안내를 해 주지 않았다고 하여 의사의 설명의무를 다하지 않은 것이라고 할 수 없다.

3) 퀸 대 블로 사건[Quinn *v.* Blau, A.2d, 1997 WL 781874 (Conn.Super.)]

임신 16주차 때 퀸 부부는 Alpha-Fetoprotein(AFP) 검사를 통해 태아가 유전질환인 다운증후군을 가지고 태어날 수 있다는 사실을 통보받지 못해 다운증후군을 가진 멜라니라는 여아를 출산하였다고 주장하면서 의사를 상대로 손해배상청구소송을 제기하였다. 소송의 원인으로 다음을 주장하였다: ① AFP 검사 결과를 알려주지 않았고 다른 검사·유전상담·낙태를 제공하지 않은 과실이 있었다. ② 낙태 기회를 상실하였다. ③ 남편이 심각한 정신적 스트레스를 겪었다. 이에 법원은 ①과 ②에 대해 피고 의사들의 과실을 인정하였다. 그러나 법원은 ③에 대해서는 남편을 제3자로 보아 의료과오소송에 있어서 제3자의 정신적 스트레스는 소송의 원인으로 인정하지 않는다고 하였다.

제 9 장

죽음의 기준과 장기이식 및 이종이식

- 전통적인 죽음의 기준인 심폐사와 장기이식을 위한 죽음의 기준인 뇌사와의 구분을 이해
- 장기기증의 생명윤리 및 법 관련 문제를 이해
- 뇌사판정과 장기기증 절차 등의 법적 문제를 이해
- 죽음의 의학적·법적 기준과 그 의의 및 장기기증과 이식의 생명윤리문제와 법적 문제를 이해
- 돼지 장기의 사람에의 이식인 이종이식을 이해

1. 죽음의 개념과 기준

죽음은 살아있는 자의 권리와 의무 관계가 종결되는 시기와 관련되므로, 법적 측면에서 매우 중요한 의의를 지닌다. 이러한 죽음의 기준으로 심폐사와 전뇌사(흔히 '뇌사'라 함)가 있다. 심폐사는 심장과 폐 기능의 불가역적인 정지를 기준으로 죽음을 판단하는 것으로, 특별한 의학적 장치에 의존하지 않고서 일반인들도 사망 여부를 확인할 수 있다. 뇌사는 뇌기능 전체(대뇌, 소뇌, 뇌간 등)의 불가역적인 정지를 죽음의 기준으로 하는 것으로, 전문의사의 의학적 판단에 의해 사망 여부가 판단된다. 뇌사를 인정하는 이유는 장기이식과 관련된다. 즉, 뇌 기능이 정지된 후에도 일정 기간 심폐기능을 기계적으로 유지하게 하여 장기 손상을 막아 이식 가능한 장기를 획득할 수 있기 때문이다.[1]

질병관리본부 장기이식관리센터의 '2015 통계연보'에 따르면 기증자는 2,565명이고 대기자는 27,444명으로, 현재 우리의 경우 장기이식을 기다리는 환자 가운데 약 10% 정도만 이식을 받을 수 있다는 것을 알 수 있다. 그리고, 장기이식 대기자의 평균 대기기간은 2015년 기준 1,185일이었다. 또한, 2012년부터 2015년까지 장기이식 대기자 중 사망자는 총 5,789명이었다. 하루 평균 3.17명이 장기 기증자를 기다리다 사망하는 것이다. 이후 통계에 따르면, 장기이식 대기자의 수는 증가하지만 오히려 장기 기증자의 수는 줄어들어 이식 비율이 10%에도 미치지 못하고 있으며 평균 대기기간도 길어지고 있는 것이 현실이다.[2]

이처럼 이식 비율이 낮은 것은 장기 기증 자체가 적은 이유가 가장 크겠지만 기증 받은 장기를 보관하여 사용할 수 있는 기술이 덜 개발된 것도 이유가 된다. 저온 보관은 최대 4시간에 불과하다. 즉, 기증받은 심장이나 폐의 60%가 냉동되었다 온전하게 녹일 수 있는 방법이 없었기 때문에 환자에게 이식되지 못하고 폐기되는 것이다.

이런 문제점은 최근에 미국 미네소타대 존 비쇼프 교수 연구진이 "나노 입자를 이용해 냉동한 사람과 동물의 생체조직을 손상 없이 신속하게 녹이는 유리화 동결에 성공했다"고 밝힘으로써 해결되었다. 비쇼프 교수는 "폐기되는 장기의 절반만 환자에게 이식되면 2~3년 안에 장기이식 대기자가 사라질 수 있다"고 하였다. 이에 대해, "유리화 동결을 대형 장기에 적용할 길을 열었다"며, "이식용 장기 부족 문제를 근본적으로 해결할 수 있는 획기적 기술"이라는 평가도 있다.[3]

[유리화 동결]

유리화 동결은 고농도의 동결억제제를 이용하여 세포 내의 물을 상당부분 제거하고, 이를 액체질소에 바로 넣어 동결시키는 초급속 냉동법이다. 유리화 동결은 동결과정 중 얼음결정을 형성하지 않고 세포질 내 동결억제제와 물 성분이 녹아있는 유리와 같은 상태로 변화한다고 해서 붙여진 이름이다. 이 방법은 또한 고가의 장비가 필요 없고 그 과정이 단순하다.

2. 뇌사와 장기이식

장기이식이란 질병 혹은 선천성 기형으로 인해 제 기능을 하지 못하게 된 장기를 다른 장기로 교체하는 시술을 말한다. 1967년 남아프리카 공화국의 바너드에 의해 최초의 심장이식이 성공적으로 행해졌다. 그런데, 심장이식은 이식용 심장이 여전히 박동할 때만 가능하므로 심폐사를 죽음의 기준으로 삼는 전통적 시각에 대해 많은 논란을 불러일으켰다. 이에 심장과 폐는 여전히 작동하고 있지만 뇌기능을 상실하면 죽었다고 보아 의사가 아무런 법적 책임을 지지 않고서 심장이식을 할 수 있도록 법적 조치를 마련할 필요가 생겼다. 이에 1989년 대한의사협회는 '뇌사판정 기준안'을 확정하였고 1999년 「장기등 이식에 관한 법률」이 제정되었다. 실제로 1992년에는 뇌사자의 심장이식을 성공하였다.

그런데, 뇌사는 전통적인 심폐사와는 다른 개념으로 정서적으로 받아들이기 어렵다는 문제가 있다. 심장이 뛰고 호흡을 하고 있으며 체온도 따뜻한 사람을 시체로 간주하여 각종 장기를 적출하는 것은 수긍하기 어렵다는 것이다. 또한, 뇌사는 뇌의 죽음이 곧 개체의 죽음이라는 생각을 전제로 한다(뇌 중심주의). 온 몸이 다 죽었다 하더라도 의식이 있으면 죽었다고 할 수 없다는 것이다. 그렇다면, 무뇌아, 식물인간과 같은 의식이 없는 사람은 살아있다고 할 수 있겠는가?

미국 예일대 연구진은 2018년 4월 돼지의 뇌를 떼어내 '브레인 엑스'라는 장치에 넣고 계속해서 혈액을 공급한 결과 돼지의 뇌는 약 36시간 동안 그 기능을 유지했다고 밝혔다. 만일 이러한 뇌과학 기술이 더 발전해 인간에게 적용된다면 어떻게 될까. 몸은 죽고 뇌만 살아 있는 사람이 있다면, 뇌 중심주의에 따라 그 뇌를 온전한 인간으로 대우해야 하는가? 미국 에모리대 로멀페인저 교수는 "뇌는 인간의 지적 능력과 개개인의 성격을 결정하는 핵심 장기이지만 아직 밝혀지지 않은 부분이 더 많다. 뇌과학 연구가 발전함에 따라 엄격한 윤리적 기준이 필요하지만 그 기준이 문화와 사회, 개개인의 성격에 따라 큰 영향을 받는다. 뇌신경 윤리를 마련하는 데 있어 첫 번째 기준은 무엇보다 개인의 존엄성과 자율성을 해치지 않아야 한다는 점이다. 적절한 뇌신경 윤리기준이 없다면 개인의 사생활은 물론 선택권마저 침해하는 결과를 가져올 수 있다"고 우려했다.[4]

우리나라는 심폐사를 죽음에 대한 법적 기준으로 삼고 있으며, 「장기등 이식에 관한 법률」에 따라 뇌사자 장기기증의 경우에 한하여 뇌사판정 신청을 받으면 뇌사판정위원회가 전뇌사 여부를 판정하고 장기를 적출할 수 있도록 하고 있다. 뇌사판정의 기준은 「장기등 이식에 관한 법률 시행령」 별표 1-뇌사판정의 기준에 상세히 규정되어 있다.

3. 장기이식의 생명윤리문제[5]

장기이식의 생명윤리문제와 관련하여 충분한 정보에 의한 동의, 관련 당사자들에 대한 피해의 회피 혹은 최소화, 장기의 정의로운 배분, 장기의 매매 금지, 뇌사판정의 객관성 유지 등이 거론된다.

(1) 충분한 정보에 의한 동의

장기이식의 절차, 방법, 예상되는 이득과 위험, 장기이식 후의 치료계획, 문제 발생 시의 대책, 기타 관련자들이 관심을 갖는 사안들에 대해 충분한 정보가 제공되어야 하고 기증자와 수혜자는 숙고한 후 결정을 내려야 한다. 기증자가 뇌사자 등 사망자일 경우에는 생전에 표시한 의사와 가족의 동의가 필요하며, 만 19세 미만 미성년자인 경우에는 보호자 또는 법정대리인의 동의가 필요하다.

(2) 관련 당사자들에 대한 피해의 회피 혹은 최소화

특히 생체 장기이식의 경우 기증자와 수혜자 모두 이식 시술로 인해 지나친 건강상의 피해를 입어서는 안된다. 장기이식술은 오로지 수혜자의 건강과 복지를 위해서만 이루어져야 하고 이식기술의 개발 등의 목적으로 행해져서는 안된다.

(3) 장기의 정의로운 배분

장기는 매우 희소한 자원이기 때문에 이식을 받아야 하는 사람들 간에 공정한 배분이 이루어져야 한다. 혈액형 등 장기이식의 성공 가능성을 보여 주는 의학적 기준과 수혜자의 나이, 대기 기간, 이전에 장기기증을 받은 적이 있는지 유무, 장기기증을 한 적이 있는지 유무 등이 고려된다.

(4) 장기의 매매 금지

장기 매매는 사람의 몸을 수단화하며, 사회적 약자에 대한 강자의 착취로서 일반적으로 비윤리적인 행위이다.

(5) 뇌사판정의 객관성 유지

주요 고형장기(심장, 폐, 안구 등)는 뇌사자로부터만 얻을 수 있기 때문에 뇌사판정의 적절성과 객관성이 중요하다. 이식수술에 관여하는 의사와 뇌사판정을 하는 의사, 장기 적출을 하는 의료기관과 이식 수술을 하는 의료기관의 분리가 이해상충을 막기 위해 행해질 수 있다.

4. 장기이식의 법적 문제

(1) 「장기등 이식에 관한 법률」

장기이식과 관련한 규제는 「장기등 이식에 관한 법률」에 따라 행해진다. 이 법 제4조 제1호에 따르면, 이 법의 적용대상이 되는 장기등이란 "사람의 내장이나 그 밖에 손상되거나 정지된 기능을 회복하기 위하여 이식이 필요한 조직으로서, ① 신장·간장·췌장·심장·폐, ② 골수·안구, ③ 그 밖에 사람의 내장 또는 조직 중 기능회복을 위하여 적출·이식할 수 있는 것으로서 대통령령으로 정하는 것(췌도(膵島), 소장, 위장·십이지장·대장·비장. 다만, 위장·십이지장·대장·비장은 소장과 동시에 이식하기 위한 경우만 해당한다)을 말한다. 따라서, 이 규정에 기술되어 있지 않은 조직은 이 법의 적용을 받지 않는다.

이 법 제7조에서는 장기매매행위를 금지하고 있다. 즉, 누구든지 금전 또는 재산상의 이익, 그 밖의 반대급부를 주고 받거나 주고 받을 것을 약속하고 ① 다른 사람의 장기등을 제3자에게 주거나 제3자에게 주기 위하여 받는 행위 또는 이를 약속하는 행위(2년 이상의 징역), ② 자신의 장기등을 다른 사람에게 주거나 다른 사람의 장기등을 자신에게 이식하기 위하여 받는 행위 또는 이를 약속하는 행위(10년 이하의 징역 또는 5천만원 이하의 벌금. 징역과 벌금은 병과 가능), ③ 이상의 행위를 교사·알선·방조하는 행위(2년 이상의 징역)를 하지 못한다.

장기이식을 위한 기증은 생체장기기증과 뇌사자 및 사망자 장기기증으로 구분된다. 생체장기기증의 경우, 장기기증을 희망하는 자는 장기등기증자 등록을 통해 장기적출에 이르는 과정을 거친다. 장기의 적출의 경우에는 본인이 동의한 경우에만 적출할 수 있다. 다만, 16세 이상인 미성년자의 장기등과 16세 미만인 미성년자의 골수를 적출하려는 경우에는 본인과 그 부모(부모가 없고 형제자매에게 골수를 이식하기 위하여 적출하려는 경우에는 법정대리인)의 동의를 함께 받아야 한다(법 제22조 제1항).

뇌사자 및 사망자 장기기증의 경우, 기증을 희망하는 자가 살아있는 경우에는 장기등기증희망자 등록을 통해 기증의사를 밝혀 희망등록절차를 거치면 된다. 이미 뇌사나 사망이 발생한 경우에는 그 가족 또는 유족 중 1명이 등록을 신청할 수 있게 되어 있다. 장기의 적출의 경우에는 본인이 뇌사 또는 사망하기 전에 장기등의 적출에 동의한 경우(다만, 그 가족 또는 유족이 장기등의 적출을 명시적으로 거부하는 경우는 제외) 또는 본인이 뇌사 또는 사망하기 전에 장기등의 적출에 동의하거나 반대한 사실이 확인되지 아니한 경우로서 그 가족 또는 유족이 장기등의 적출에 동의한 경우(다만, 본인이 16세 미만의 미성년자인 경우에는 그 부모(부모 중 1명이 사망·행방불명, 그 밖에 대통령령으로 정하는 부득이한 사유로 동의할 수 없으면 부모 중 나머지 1명)가 장기등의 적출에 동의한 경우)에 해당하는 경우에만 적출할 수 있다(법 제22조 제2항).

그리고 뇌사판정은 ① 뇌사추정자의 신고→② 뇌사판정의 신청→③ 뇌사판정의 요청→④ 뇌사판정 순으로 행해진다.

①의 경우, 뇌사로 추정되는 사람(이하 '뇌사추정자'라 한다)을 진료한 의료기관의 장은 장기구득기관의 장에게 알려야 하고, 통보를 받은 장기구득기관의 장은 국립장기이식관리기관의 장에게 그 사실을 신고하여야 한다(법 제17조 제1항).

②의 경우, 뇌사추정자의 장기등을 기증하기 위하여 뇌사판정을 받으려는 사람은 뇌사추정자의 검사기록 및 진료담당의사의 소견서를 첨부하여 뇌사판정기관의 장에게 뇌사판정 신청(뇌사추정자의 가족이거나 가족이 없는 경우에는 법정대리인 또는 진료담당의사)을 하여야 한다(법 제17조 제2항).

③의 경우, 뇌사판정기관의 장은 뇌사판정 신청을 받으면 지체 없이 현장에 출동하여 뇌사판정 신청이 된 뇌사추정자(이하 '뇌사판정대상자'라 한다)의 상태를 파악한 후 전문의사 2명 이상과 진료담당의사가 함께 작성한 뇌사조사서를 첨부하여 뇌사판정위원회에 뇌사판정을 요청하여야 한다(법 제18조 제1항).

④의 경우, 뇌사판정의 요청을 받은 뇌사판정위원회는 전문의사인 위원 2명 이상과 의료인이 아닌 위원 1명 이상을 포함한 위원 과반수의 출석과 출석위원 전원의 찬성으로 뇌사판정을 하며, 이 경우 뇌사판정의 기준은 대통령령으로 정한다(법 제18조 제2항).

(2) 장기이식 관련 판례

1) 보우만 사건[In re Bowman (617 P.2d 731 (Wash. 1980))] – 뇌사기준

5세인 매튜 보우만은 심한 신체적 손상을 입은 후 1979년 9월 30일 스티븐스 병원에 입원하였다. 입원 당시부터 매튜는 의식이 없었고 호흡과 심장 박동을 생명유지장치에 의존하였다. 많은 검사가 행해진 후 의사는 뇌활동이 없다고 결론내렸다.

이 사건의 쟁점은 ① 죽음의 시점을 결정하는 기준을 법이 정해야 하는지 아니면 의학이 정해야 하는지, ② 만약 법이 그 기준을 정한다면 뇌사를 죽음의 시점으로 인정하는 기준이 허용되어야 하는지, ③ 만약 그 기준이 허용된다면 그 기준이 충족되고 있는지 여부를 결정하기 위한 기준을 정하는 데 있어서 의학이 어떤 역할을 해야 하는지 등이다.

이에, 미국 워싱턴주의 제1심 법원은 매튜가 비가역적 뇌활동의 손상을 겪었기 때문에 사실상 사망한 것이라고 판시하였다. 그리고 워싱턴주 대법원은 다음과 같은 이유로 1심 법원의 결정을 지지하였다: ① 죽음의 기준을 정의하는 것은 의학이 아니라 법이다. ② 뇌사를 죽음의 기준으로 하는 것은 허용된다. ③ 뇌사상태에 있는지 여부를 결정하기 위한 용인된 의학적 기준에 일치하게 적절한 기준을 결정하는 것은 의료전문가이다. ④ 심폐기능의 비가역적 중지를 유지하고 있거나 뇌간(brain stem)을 포함하여 모든 뇌기능의 비가역적 중지를 유지하고 있는 사람은 사망한 것이다.

참고로, 법의 중요한 영역을 명확히 하기 위해 모델 입법을 제공하는 법개혁기구인 「통일 주법에 관한 위원들 협의체」(Conference of Commissioners on Uniform State Laws)에 의해 제정된 모델 법률인 「죽음의 결정에 관한 통일법」(Uniform Determination of Death Act)도 다음과 같이 규정하고 있다: (1) 비가역적 심폐기능의 정지, 또는 (2) 뇌간을 포함하여 모든 뇌기능의 비가역적 정지를 겪고 있는 사람은 사망한 것이다. 죽음의 결정은 용인된 의학적 기준에 일치하게 내려져야 한다.

2) 티에이시피 사건[In re T.A.C.P. (609 So.2d 588 (Fla. 1992))] – 장기기증을 위해 무뇌아를 뇌사자로 인정할 수는 없다.

임신 8개월 무렵 티에이시피(Theresa Ann Campo Pearson, T.A.C.P.)의 부모는 초음파를 통해 그녀가 뇌간(brain stem)만을 가진 무뇌아로 태어날 것을 알았다. 그럼에도 불구하고, 산모는 다른 아픈 아이를 위해 장기 기증을 할 목적으로 제왕절개로 티에이시피를 출산하였다. 실제로 티에이시피는 생후 9일밖에 살지 못하였다. 부모가 장기 기증의 목적으로 티에이시피를 법적으로 사망한 것으로 선언해 달라고 요청했을 때 의료진은 민사나 형사상 책임을 염려하여 이 요청을 거절하였다(태어난 아이가 숨을 쉬고 심장이 뛰고 있는 한 그 아이로부터 장기를 적출하는 것은 죽음에 관한 법적 원인이 되어 살인죄로 처벌받을 것이라 우려하였고, 실제로 티에이시피는 생후 9일 동안 숨도 쉬고 심장도 뛰고 있었음). 이에 부모가 장기 기증을 위해 무뇌아를 법적으로 사망한 것으로 결정해 달라고 법원에 신청하였다.

미국 플로리다주의 제1심 법원의 에스텔라 모리아티 판사는 티에이시피 생후 5일 되는 날 "아무리 짧고, 아무리 만족스럽지 못하더라도 다른 아이를 살리기 위해 누군가로 하여금 자신의 아이의 생명을 빼앗아 가도록 승낙할 수는 없다"고 하면서 이 신청을 거절하였다. 제2심 법원과 대법원도 제1심 법원의 결정을 존중하여 이 신청을 받아들이지 않았다.

플로리다주 대법원은 다음과 같은 사유를 인정하였다: ① 티에이시피는 무뇌증 판단 기준에 명백히 합치한다. 전뇌사의 기준이 충족될 때까지 기다리면 무뇌아는 적합한 장기기증자로 될 수 없다는 사실과 2세 미만 아이가 장기 이식을 기다리는 비율이 전국적으로 20~30%에 달한다는 사실은 부인할 수 없다. ② 무뇌아가 장기 기증을 위해 살아있는지 여부를 이 법원이 결정하는 데 구속력을 가지는 어떠한 법적 근거도 없다. 적용가능한 법적 근거가 없으면 이 법원은 공공정책상 고려사항들을 형량하고 고려해야 한다. ③ 이 사건에서 쟁점이 된 유형과 같은 장기 이식의 유용성, 관련된 윤리적 쟁점들, 또는 관련된 법적 및 헌법상 문제들에 대해서는 합의가 존재하지 않는다.

결국, 플로리다주 대법원은 ① 판례법이 무뇌증을 죽음과 동일시하는 것으로 확장시키는 어떠한 근거도 발견하지 못하였다. ② 전통적 죽음의 개념에 맞지 않는 무뇌아로부터 장기를 적출하여 다른 아이들의 생명이 구해지게 될 가능성을 인정은 하지만 이에 대한 합의가 전혀 없고 그러한 장기 기증의 총체적 유용성에 관한 의문점들이 존재한다. ③ 이 사건에서는 판례법을 확장하지 않는 것이 옳다 등의 이유로, 신생아의 선천적 불구라는 이유만으로 장기 기증을 위해 신생 무뇌아를 사망한 것으로 간주할 수는 없다고 판시하였다.

그런데, 이식가능한 장기의 원천으로 무뇌아를 사용하는 것의 문제는 위의 법적 견해와는 별개로 생명윤리 입장에서 가장 논란이 되는 쟁점들 중 하나로 긍정적 입장과 부정적 입장으로 나뉘어지고 있다. 긍정적 입장은 무뇌아를 장기기증의 원천으로 사용해도 된다는 것으로 이식을 필요로 하는 환자들의 복지를 증진하는 데 있어서 '도구주의자 접근법'(instrumentalist approach)을 정당화하면서 장기의 다른 잠재적 원천과는 구별되는 "무뇌아의 인식능력 부재와 짧은 생"에서 그 근거를 찾는다. 도구주의자 접근법으로는 ① 무뇌아를 포함하도록 죽음을 재정의하는 방법, ② 뇌의 부재를 뇌사의 대안으로 인식하는 방법, ③ 살아있는 아동으로부터 장기가 적출될 수 있도록 하기 위해 기증자가 법적으로 사망해야만 하는 '사망 기증자 법칙'(dead donor rule)의 예외를 무뇌아에게만 허용하도록 하는 방법 등이 거론된다.

부정적 입장은 '인간은 목적이 아닌 수단으로 사용되어서는 안된다'는 칸트의 윤리원칙을 근거로 하여 무뇌아를 장기기증의 원천으로 사용할 수 없다는 것이다. 무뇌아를 칸트의 윤리원칙의 예외로 허용하게 되면, 무뇌 이외의 원인으로 인식능력에 장애를 야기하여 생애를 단축시키는 사람들을 쉽게 장기기증의 원천으로 사용하는 것을 허용하게 된다는 것이다. 장애인 권리옹호단체는 무뇌라고 하는 극도의 장애를 근거로 법적 보호를 제거하려는 어떠한 움직임도 반대하며, 매년 무뇌아로 태어나는 아동의 수가 적다는 것과 무뇌아의 장기 이식의 낮은 성공률에 비추어보면 그러한 도덕적으로 위험한 변화로부터 얻는 이득은 사소한 것이라고 주장한다.[6]

그 밖에, 한 아기가 다른 아기의 이익을 위해 이용될 수 있는가, 있다면 그 기준은 무엇인가, 그리고 그 사회적 결과는 어떠한가와 같은 장기 기증자로서의 유아에 관련한 기본적인 생명윤리 문제가 제기된다. 이러한 문제는, 충분한 정보에 의한 동의를 할 수도 없고 동의가 추정될 수도 없는 유아야말로 가장 취약한 환경에 있는 환자라는 점과 미끄러운 경사길 이론이 고려되어야 할 것이다.[7]

[무뇌아]

무뇌란 임신 첫 1개월 중에 발현되기 시작하는 뇌, 머리뼈, 머리 피부의 주요 부분의 선천적 결여를 말한다. 무뇌아는 뇌간(brain stem)은 가지고 있지만 어떠한 기능성은 없다. 그 결과, 숨쉬고 먹는 것과 같은 다소의 신경학적 기능을 뇌간이 통제하지만 무뇌아는 영구히 의식이 없고 보지도 듣지도 자신이 처한 환경을 경험하지도 못한다. 무뇌아의 외관은 머리뼈와 머리 피부의 대부분이 없어 뇌신경 조직을 외부로 노출하여 가히 충격적이다. 초음파와 같은 비침습적 절차를 포함하는 산전 검사를 통해 무뇌 여부를 알 수 있다.[8]

3) 뉴만 사건[Newman *v.* Sathyavaglswaran(278 F.3d 786, 9th Cir. 2002)] – 시체에 대한 유족의 재산권 인정

미국 캘리포니아주 비영리 안구 은행에 이식용 각막을 충분히 공급하도록 돕기 위해 캘리포니아주정부법 제27492.47조(California Government Code § 27492.47)이 제정되었다. 동 조항은 만약 검시관이 적출에 대한 반대를 알지 못하면, 검시관이 검시소에 안치되어 있는 시체로부터 각막을 적출하고 배포할 수 있는 권한을 가진다고 규정하고 있다. 즉, 동 조항은 각막 적출에 대한 반대를 알지 못하는 한 각막의 적출을 허용하는 "동의 간주"(presumed consent)를 규정하고 있어 각막을 적출한 검시관이 민·형사상 책임을 지지 않는다는 것이나.

로버트 뉴만과 바바라 오발스키는 각각 1997년에 사망한 자녀가 있었는데, 자녀들 사망 후 로스앤젤레스 카운티 검시관은 그들의 시체에 관한 점유권을 가졌다. 피고는 위 조항에 따라 원고들에게 고지나 동의를 구할 시도를 하지 않고 각막을 적출하였다. 1999년에 원고들은 검시관이 자행한 짓을 알게 되어 연방수정헌법 제14조에 규정되어 있는 적법절차 없이 재산권을 박탈했다고 하여 소송을 제기하였다. 이에, 연방순회항소법원은 "사망한 가족의 신체를 소유하는 유족의 배타적 권리는 적법절차의 보호를 받을 수 있는 재산권을 창출한다"고 하면서 소송을 제기한 부모들의 손을 들어 주었다.

5. 이종이식 (Xenotransplantation)[9]

(1) 이종이식의 개념 및 필요성

이종이식은 「사람이 아닌 동물에서 얻은 살아있는 세포, 조직 또는 장기를 사람에게 이식, 삽입 또는 주입하거나 사람의 체액, 세포, 조직 또는 장기가 사람이 아닌 동물의 살아있는 장기, 세포, 조직 또는 장기와 생체 외에서 접촉한 후에 사람에게 이식, 삽입 또는 주입되는 과정」을 말한다. 즉, 생명공학기술을 통해 동물의 장기(피부나 췌도세포, 인공 간(동물의 간에 사람의 혈액을 통과시켜 노폐물을 제거하는 기구)도 포함)를 변형시켜 인간에게 거부반응을 일으키지 않는 장기를 만들어 인간에게 이식하는 것을 이종이식이라 한다.

이러한 이종이식은 새로운 개념은 아니다. 이미 1960년대와 70년대에 몇 번의 이종이식 임상시험이 있었지만 모두 실패로 끝나 환자의 죽음으로 인해 포기되었다.[10] 그러다, 1980년대 후반에 ① 면역억제제가 이종이식의 거부반응을 방지할 수 있을 정도로 향상되었다는 사실과 ② 공여동물(donor animal)의 형질을 유전적으로 전환시킬 수 있는 기술의 발달 등으로 인해 이종이식실험이 다시 시작되었다.

2016년 현재 우리나라의 장기이식 대기 환자는 2만 7,900여명으로 평균 대기기간은 5년이라고 한다. 인간 간(間) 장기이식의 필요성과 그 이용가능성 간의 이러한 극심한 불일치로 인해 동물과 인간 간 장기의 이종이식이 환자의 생명을 유지시키는 방법으로 주목받고 있다. 이처럼 이종이식은 동종이식에 따른 장기부족문제에 대한 유용한 해결책으로 간주된다. 그러나, 이종이식은 동물장기로부터 수령자에게 감염체 이전에 의한 질병인 인수공통감염병(zoonosis)의 발생 가능성을 야기한다.

2017년 1월에 미국 과학자들이 돼지 수정란에 사람의 피부세포를 역분화시킨 줄기세포를 주입해 28일 동안 정상적으로 자라게 하여

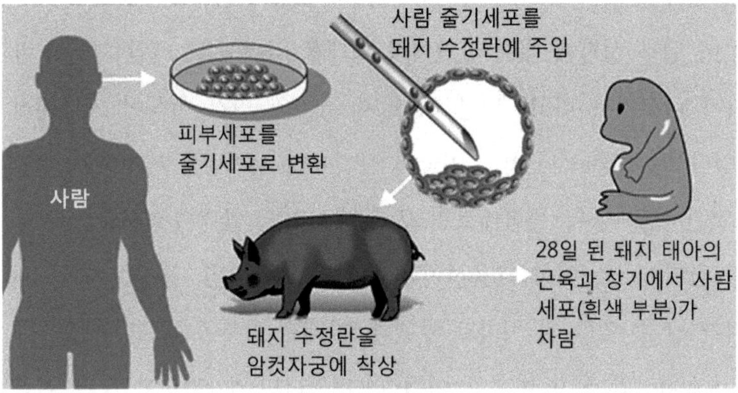

[그림 7] 사람과 돼지 혼합체인 키메라 탄생 과정

인체의 근육과 여러 장기 세포의 초기형태로 자란 키메라(생명과학에서는 한 동물에서 서로 다른 동물의 세포가 같이 자라는 것을 말함)를 만드는 데 처음으로 성공하였다. 이에 대해, 향후 연구가 더 발전하면 돼지의 몸에서 사람 장기를 키워 환자에게 이식하는 일도 가능하다는 긍정적 입장이 있는 반면, 사람과 같은 지능을 가진 돼지가 나올 수 있다는 생명윤리 측면에서의 우려의 목소리도 있다.[11]

그리고 2017년 8월에는 미국의 연구팀이 돼지 유전자에 숨겨져 있는 25가지의 내인성 레트로바이러스(Pervs)를 유전자가위인 크리스퍼-Cas9을 이용해 편집해서 비활성화하는 데 성공하여 이렇게 편집된 유전자를 돼지의 난자에 주입해 배아를 만들어낸 다음 레트로바이러스가 없는 돼지를 태어나게 했다는 것이다. 즉, 유전자편집기술을 이용해 인간에게 장기를 공급했을 경우 바이러스 감염위험이 없는 돼지들을 만들어내는 데 성공했다고 밝혀 돼지 장기의 인간 이식 시대를 열었다는 것이다.

이 연구 성과에 대해 장기이식 행태를 바꿔놓을 '게임 체인저'란 평가가 나오기도 하고, "2년 내 돼지 장기의 인간 이식이 가능해질 수 있다"는 전망도 나왔다. 미국의 장기이식 시스템을 관리하는 비영리 기관 '장기공유 통합네트워크'의 데이비드 클래슨 박사는 "만약 돼지 장기가 안전하고 효율적이라는 점이 밝혀지면, 진정한 게임 체인저가 될 수 있을 것"이라고 말했다. 클래슨 박사에 따르면, 지난 해 3만 3,600건의 장기 이식이 이뤄졌으며, 11만 6,800명이 장기 이식 순서가 되기를 기다리고 있다고 한다.

미국의 뉴욕타임스와 영국의 BBC는 이번 연구 성과로 돼지 장기의 인간이식 현실화로 한 걸음 더 다가서게 된 것은 사실이지만, 안전성이 완전하게 확인되기까지는 앞으로 수 년이 걸릴 것으로 전망했다. 또 인간에게 이식하기 위한 장기 생산용으로 돼지를 만들어내 도축하는 것을 둘러싼 생명윤리 논쟁도 격화될 것으로 지적했다.[12]

2017년 현재 우리나라도 돼지장기 등의 인간에의 이식을 위한 이종이식 임상시험의 허용 여부가 사회적 쟁점이 되고 있으며, 임상시험을 위한 법적 근거 마련에 노력 중이다. 이러한 이종이식 임상시험의 허용성 여부와 그 실시의 신중함에 대해서는 2008년 11월 19~21일까지 중국의 창사에서 이미 WHO 글로벌 협의인 창사 선언(The Changsha Communiqué)을 마련하였다. 이 선언은 이종이식 임상시험을 하려는 전 세계 국가들에게 공통적으로 적용될 수 있는 생명윤리기준을 규정하고 있다(창사 선언에 대해서는 부록 Ⅲ. 참조).

[베이비 페 (Baby Fae) 사건]

좌측 심장과 대동맥이 발달되지 않아 피를 제대로 짜내지 못해 생후 2주 이내에 대개 사망하는 질병인 좌심실형성부전증후군을 가진 여아 베이비 페(Stephanie Fae Beauclair)(1984년 10월~1984년 11월)는 바분 원숭이 심장을 이식받아 21일 동안 생존하였다. 베이비 페는 최초의 아동 이종이식 수혜자인 동시에 이종 간 장기 이식이 성공한 최초의 사례이기도 하다. 이 사례는 첫째, 공여동물인 바분 원숭이의 권리(=동물권)가 침해되었다는 문제와 둘째, 동의를 할 수 없는 베이비 페를 이용하였다는 '유아에 대한 충분한 정보에 의한 동의' 문제가 윤리적 문제로 거론되었다.[13]

(2) 이종이식과 공여동물

이종이식은 공여동물로부터 세포 또는 조직을 인간 수령자에게 이식 또는 이전하는 것이기 때문에 공여동물의 존재는 필수적이다. 이러한 이유로, 이종이식에 있어서 공여동물의 보호와 관련된 여러 가지 윤리적·법적 문제가 발생할 여지가 있다. 이에 동물권 옹호자들은 이종이식은 잔인하고 공여동물의 복지를 무시한다고 주장하고 있다. 구체적으로 ① 배아단계에서부터 죽기까지 부자연스럽고 좁은 우리에서 살아야 하는 점, ② 고통스럽고 침해적 절차의 가능성이 상존하는 점, ③ 동물의 유전형질 변경 등이 이들의 불만의 대상이 되고 있다. 특히, 동물의 유전형질 변경과 관련하여 형질전환 동물(transgenic animal)의 보호를 위해 특별 가이드라인이 제정되어야 한다고 한다.

그리고 윤리적 측면에서는 실험에 사용되는 공여동물의 복지를 보장하기 위해서 동물복지접근방법인 '3R 원칙'이 제시되어 있다. 3R이란, 실험에 사용되는 동물의 수를 최소화해야 한다(Reduce), 실험을 하는 동안 동물 대신에 비동물(non-animal)을 대체물로 사용해야 한다(Replace), 실험방법을 정교화하여 고통을 줄여야 한다(Refine)는 것을 말한다. 이 3R 원칙을 기본으로 하여 사육과 관리 과정에서 동물들이 불편함을 겪지 않도록 해야 하며, 실험 시에는 적절한 마취법을 사용하여 고통을 줄여주고, 실험이 끝난 후에는 해당 동물에 적합한 방법으로 고통을 극소화시키거나 안락사를 시켜야 한다.

법적 측면에서는 「실험동물에 관한 법률」과 「동물보호법」을 제정하여 실험에 사용되는 공여동물과 반려동물 등에 대한 보호장치를 마련해 두고 있다. 특히, 「동물보호법」에서는 동물실험에 대해 ① 동물실험을 원칙적으로 허용하고 대신에 그 한계를 설정하고, ② 동물실험에 있어서 3R 원칙을 적용하고, ③ 실험 종료 이후의 조치(안락사 포함)를 취하고, ④ 동물실험의 대상이 되어서는 안되는 동물을 규정하고 있다(법 제23, 24조). 그리고 실험동물의 보호와 윤리적인 취급을 도모하기 위하여 동물실험시행기관의 장에게 동물실험윤리위원회를 설치·운영하도록 하여(법 제25조) 무분별한 동물실험의 억제 및 실험동물의 윤리적 취급의 강화를 도모한다.[14]

또한, 과학적·의학적·상업적 관심이 인간 치료를 위하여 거의 무한정 장기를 공급할 수 있는 특별히 양육된 동물에 주어졌고, 돼지가 공여동물로 선택되었다. 돼지가 공여동물로 선택된 이유는 ① 공급이 무제한인 점, ② 장기의 크기와 기능 면에서 인간과 가장 유사

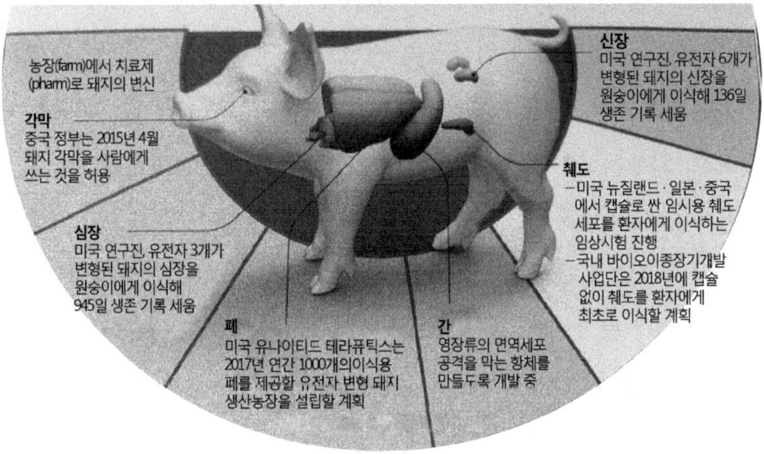

[그림 8] 치료제로서의 돼지

한 점, ③ 인간과 혈액학적인 면이 유사한 점, ④ 간염 등을 전파하지 않는다는 점, ⑤ 번식 속도가 빠르고 다산인 점(획득가능한 장기의 풍부함과 연구에 있어서의 이점), ⑥ 식용으로 이용되어 윤리적인 우려가 덜 예민한 점, ⑦ 형질전환 무균사육이 용이하다는 점 등 때문이다.[15]

(3) 인간의 정체성 혼란 문제 등

이종이식에는 동물의 장기를 이식받은 환자가 스스로의 정체성을 어떻게 생각할 것인가, 가족과 이웃에게는 어떤 존재로 비칠 것인가, 동물의 장기를 가지고 있다는 이유로 사회적으로 차별을 당할 가능성은 없겠는가의 문제와 같은 인간의 정체성 혼란 등의 문제가 뒤따른다. 예컨대, 돼지 신장을 이식받은 환자와 돼지 심장을 이식받은 환자에 있어서 느끼는 인간으로서의 정체성 혼란이 같은지 다른지, 여전히 실질적인 인간으로 볼 수 있을 것인지, 어느 범위까지 그 환자를 인간으로 또는 돼지로 볼 수 있겠는지 등의 문제가 발생할 수 있다.[16] 거꾸로 인간의 유전물질을 지닌 동물의 경우에 인간성을 인정할 수 있겠는지, 인간 DNA를 가지고 있는 형질변경돼지는 일부는 인간으로 일부는 돼지로도 될 수 있는지 등의 문제가 발생할 수 있다. 비록 인간의 내용물은 사소한 것일 수도 있겠지만, 혹시 미끄러운 경사길(어떤 유전자조작 기술의 사용을 일단 허용하게 되면, 그 허용범위를 제한할 수 없게 될 것이며, 또한 그 부정적인 결과를 예측할 수 없다는 것을 말한다)의 끝에 우리가 서있는 것은 아닌가?

[미끄러운 경사길 (slippery slope) 이론 또는 깨진 유리창 (broken window) 이론]

유리창이 깨진 자동차가 거리에 방치되어 있으면 사회의 법과 질서가 지켜지지 않고 있다는 메시지로 읽혀서 더 큰 범죄로 이어질 가능성이 높다는 이론이다. 즉, 일상생활에서 경범죄가 발생했을 때 이를 제때 처벌하지 않으면 결국 강력범죄로 발전할 수 있다는 것을 경고하는 이론이다. 이 미끄러운 경사길 이론은 생명윤리영역에서도 현재는 금지하고 있는데 만약 앞으로 허용되면 전혀 예기치 못한 부정적 방향으로 발전할 수 있다는 것을 경고할 때 사용된다. 예컨대, 유전자가위를 배아에게도 적용하여 원하는 인간을 태어나게 하는 것을 허용할 것인지 여부, 맞춤아기를 허용할 것인지 여부, 체세포복제배아를 인간의 자궁에 이식하여 인간복제를 허용할 것인지 여부, 인간의 줄기세포를 돼지의 자궁에 착상시켜 원하는 장기를 가진 돼지를 만드는 것을 허용할 것인지 여부 등에 미끄러운 경사길 이론이 적용될 수 있을 것이다.

(4) 평생추적관찰의 문제

이종이식은 동물로부터 인간에게로 이식이라는 유망한 치료법이지만 동시에 많은 위험을 동반하기도 한다. 이러한 위험이 이종이식 수령자들로 하여금 평생추적관찰을 받는 데 동의할 것을 요구한다. 그러나, 추적관찰은 수령자에 대하여 침해적일 수 있고, 프라이버시를 위태롭게 할 수도 있으며, 제3자 동의를 확보해야 할 경우도 있다. 또한, 추적관찰 프로그램은 합헌·합법적이어야 하고 효과적이어야 한다.

인수공통감염병이 발생할 때 이를 인식, 연구, 치료할 수 있는 능력은 추적관찰을 통하여 제공되기 때문에, 추적관찰은 이종이식 임상시험에 있어서 불변의 조건으로 설정되어야 한다는 것이 의료계의 입장이다. 이종이식 임상시험에서는, 추적관찰의 필요성이 임상시험으로부터 언제든지 탈퇴할 수 있는 연구대상자들의 권리를 초과한다. 연구대상자들로 하여금 임상시험으로부터 언제든지 탈퇴할 수 있도록 허용하는 것은 질병을 추적하고 치료하는 과학계의 능력을 방해하여 일반 공중을 감염의 위험에 노출시키게 되기 때문이다.

그러므로, 이종이식과 관련한 충분한 정보에 의한 동의에 있어서는 연구대상자들에게 추적관찰을 받아야 하고 이를 준수하지 못하면 법(특히, 공중보건 관련 법)상의 제재를 받을 수 있다고 완전하게 정보를 제공받는 것이 필수적이다. 또한, 발현되는 어떠한 인수공통감염병이라도 신종이기 때문에 과학자들 또는 보건의료인이 이미 알고 있는 방법으로 발현하지 않을 수 있어 수령자로 하여금 추적관찰을 준수하는 것이 매우 중요하다는 것을 인식시켜야 한다.

그러나, 평생추적관찰은 ① 수령자의 행동을 예측하고 통제하는 데 있어서 문제점이 존재한다는 점, ② 수령자의 헌법상 권리 침해의 잠재성이 존재한다는 점, ③ 물리적 측면(지리적 위치)과 심리적 측면(불편함)도 수령자의 행동에 영향을 미친다는 점, ④ 충분한 정보에 의한 동의를 수령자뿐만 아니라 수령자와 친한 사람들로부터도 획득해야 한다는 점 등으로 인해 실제 실행하기 매우 어렵다.[17]

부 록

Ⅰ. 생명존중을 위한 선언문

생명은 소중하다. 우리는 생명을 무엇보다 더 사랑하고 존중해야 한다. 인간은 생명이 있음으로써 행복을 비롯하여 여러 가치들을 추구하며 살 수 있다.

우리 사회에 만연한 이기주의, 물질만능주의, 다른 사람에 대한 배려 부족, 지나친 경쟁 위주의 교육 등은 인간의 생명을 경시하는 원인이 되고 있다.

우리는 이를 극복하고 생명 존중을 위한 핵심적 가치들을 구현함으로써 우리의 삶과 사회를 좀 더 평화롭고 조화롭게 만들어 가야 한다.

1. 생명의 책임성

생명은 우리가 받은 최고의 선물이다. 이 소중한 선물을 귀하게 여기고 존중해야 할 일차적 책임은 바로 우리 자신에게 있다.

2. 생명의 평등성

인간의 생명은 평등하다. 개개인의 다름은 생명 간의 우열을 의미하는 것이 아니므로 사회 경제적, 문화적 불평등을 해소해야 한다.

3. 생명의 안전성

평화로운 삶은 인간의 생명이 안전할 때 가능하다. 안전한 삶을 위해 생명을 위협하는 요소들을 제거해야 한다.

4. 생명의 관계성

인간의 생명은 홀로 존재할 수 없다. 생명은 서로 돕고 격려하며 배려하고 나누는 삶 속에서 더욱 성장하고 풍성해진다.

실천 방안

개인, 가정, 사회, 그리고 국가는 생명존중을 위한 핵심가치들을 구현하고 인간 생명의 존엄성을 높이기 위하여 다음 사항들을 실천한다.

- 우리는 자신의 생명을 소중하게 여기고, 좋은 생활습관으로 건강한 삶을 유지하려고 노력해야 한다.
- 우리는 다른 사람의 생명을 소중하게 여기고 그 삶을 존중해야 하며, 특히, 사회적 약자의 삶을 배려해야 한다.
- 우리는 가정에서 서로에게 모범을 보이는 말과 행동으로 생명 존중을 실천해야 한다.
- 우리는 학교에서 인간의 생명이 가치 있고, 존중받아야 한다는 것을 경험할 수 있도록 교육하고 실천해야 한다.
- 우리는 직장에서 안전하고 쾌적한 환경을 제공받아야 하며, 더불어 삶을 통해 조화롭게 성장해야 한다.
- 국가는 국민의 건강과 생명을 보호하기 위해 이를 위협하는 사회 환경적 요소들을 제거하고 안전한 삶을 보장해야 한다.

2016. 5. 12.

대통령 소속 국가생명윤리심의위원회

Ⅱ. 미국 오레곤주의 존엄사법 (Oregon Death With Dignity Act (Or. Rev. Stat. §§ 127.800-.897))

127.800. § 1.01. 정의

(12) "말기질병"은 의학적으로 확정되어 왔고 합리적·의학적 판단의 범위 내에서 6개월 이내에 죽음을 야기하는 치료불가능하고 비가역적 질병을 말한다.

127.805. § 2.01. 삶을 마감하기 위한 약 처방의 서면 요청

오레곤주 주민으로서 의사표현능력이 있고, 담당의사와 해당 분야 전문의에 의해 말기질병을 앓고 있는 것으로 확정되고, 그리고 자발적으로 죽고 싶다는 의사를 명확히 표현한 성인은 자신의 삶을 인간적이고 존엄한 방법으로 마감할 목적으로 약의 처방을 서면으로 요청할 수 있다.

127.810. § 2.02. 서면요청서 양식

유효한 약 처방의 요청은 환자와 환자의 면전에서 자신들이 알고 있는 범위 내에서 그리고 환자가 자발적으로 어떠한 강요도 없이 서명하였다는 것을 믿는다고 증명하는 최소 2명의 증인에 의해 서명되고 날짜가 기입된 서면으로 해야 한다.

127.815. § 3.01. 담당의사의 책임

(1) 담당의사는 다음 사항을 이행해야 한다:

(a) 환자가 말기질병을 가지고 있는지, 환자가 요청을 할 수 있는 의사표현능력이 있고 자발적으로 그 요청을 하였는지 여부에 대한 최초 결정

(b) 환자에게 오레곤주의 주민이라는 사실의 입증 요청

(c) 환자가 충분한 정보에 의한 결정을 하는 것을 보장하기 위해 (A) 자신에 대한 의학적 진단; (B) 자신의 예후; (C) 처방된 약을 복용했을 때의 잠재적 위험; (D) 처방된 약을 복용했을 때의 예상 결과; (E) 완화의료, 호스피스와 통증 완화와 같은 가능한 대안들의 고지

(d) 담당의사의 진단에 대한 의학적 확정을 위해서, 그리고 환자가 자발적으로 할 수 있다는 사실을 담당의사가 결정하기 위해 해당 분야 전문의의 환자 면담 완료

127.840. § 3.06. 서면 및 구두 요청의 요구

인간적이고 존엄한 방법으로 자신의 삶을 마감하기 위해 약 처방을 받기 위해서는, 자격을 갖춘 환자가 구두 요청과 서면 요청을 해야 하고, 최초 구두 요청을 한 날 이후 15일이 지나기 전에 자신의 담당의사에게 다시 구두 요청을 반복해야 한다. 자격을 갖춘 환자가 자신의 두 번째 구두 요청을 할 때에는, 담당의사는 그 환자에게 그 요청을 철회할 수 있는 기회를 제공해야 한다.

127.845. § 3.07. 요청을 철회할 권리

환자는 자신의 정신상태에 상관없이 그 요청을 언제든지 그리고 어떠한 방법으로도 철회할 수 있다.

127.850. § 3.08. 대기 기간

환자의 최초 구두 요청과 약의 처방전 작성 간에는 15일 이상의 기간이 경과되어야 한다. 환자의 서면 요청과 약의 처방전 작성 간에는 48시간 이상의 시간이 경과되어야 한다.

127.897. § 6.01. 요청서 양식

약 처방의 요청은 ORS 127.800부터 127.897조에 따라 아래 양식을 따라야 한다:

인간적이고 존엄한 방법으로 삶을 마감하기 위한 약 처방 요청서

나, __________는 건전한 정신을 가진 성인입니다.

나는 ________ 질병을 앓고 있습니다. 이 질병은 나의 담당의사가 말기질병이라고 결정하였고 해당 분야 전문의에 의해 의학적으로 확정되었습니다. 나는 나에 대한 진단, 예후, 처방될 약의 성분과 잠재적 위험, 예상 결과, 그리고 완화치료, 호스피스, 통증완화와 같은 가능한 대안들에 대해 완전한 충분한 정보를 제공받았습니다. 나는 나의 담당의사가 인간적이고 존엄한 방법으로 내 삶을 마감할 약을 처방할 것을 요청합니다.

아래 해당란에 성명의 머리글자를 표기(약식표기):

__________ 나는 나의 가족에게 내 결정을 충분히 알렸고 그들의 의견을 고려하였습니다.

__________ 나는 나의 가족에게 내 결정을 알리지 않기로 결정하였습니다.

__________ 나는 내 결정을 알릴 가족이 없습니다.

나는 이 요청을 언제든지 철회할 권리를 가지고 있다는 것을 이해합니다. 나는 이 요청의 모든 취지를 이해하고 내가 처방된 약을 복용할 때 죽을 것을 기대합니다. 나는 대부분의 죽음이 약 복용 후 3시간 이내에 발생할 것이라는 것을 알지만 나의 죽음이 이보다 더 오래 걸리고 나의 담당의사가 이러한 가능성에 대해 상담하였다는 것도 이해합니다. 나는 아무런 조건없이 자발적으로 이 요청을 하고, 나는 나의 행동에 대해 모든 도덕적 책임을 받아들입니다.

서명: ____________________________

날짜: ____________________________

증인 선서

우리는 이 요청서에 서명하는 사람이 (a)-(d) 하다는 사실을 선언합니다.

(a) 우리가 개인적으로 알고 있거나 신원 확인할 수 있는 자료를 제공하였다.
(b) 우리가 보는 앞에서 이 요청서에 서명하였다.
(c) 건전한 마음을 가지고 강요, 기망, 또는 부당한 영향력을 받지 않은 것으로 보인다.
(d) 우리가 담당의사로서 돌보는 환자가 아니다.

______________________________ 증인 1/날짜
______________________________ 증인 2/날짜

주의: 증인 1명은 이 요청서에 서명하는 환자의 친척(혈연, 결혼 또는 입양에 의한)이어서는 안되고, 죽은 후에 서명자의 재산 중 일부라도 받을 수 없으며, 서명자가 요양시설의 환자이거나 수용자인 경우에는 그 요양시설을 소유 또는 운영하거나 그 요양시설에 고용되어서도 안된다. 만약 그 서명자가 요양시설에 입원하고 있다면, 증인 중 1명은 그 요양시설에 의해 지정된 사람이어야 한다.

Ⅲ. 창사 선언 (The Changsha Communiqué)

[원 칙]

1. 성공적인 이종이식은 당뇨병, 심장병 및 신장병 등과 같은 여러 가지 심각한 질병을 치료할 가능성을 가지고 있다. 성공적인 이종이식은 현재 이식을 받지 못하는 사람들에 대하여 이식을 할 수 있다.
2. 잠재적으로 동물들은 이종이식을 위하여 지속적으로 이용가능한 양질의 세포, 조직 또는 장기를 충분히 공급할 수 있다. 동물의 유전자변형은 그러한 이종이식 물질의 효과를 향상시킬 것이다. 이종이식에 사용된 동물들은 그 목적을 위해 폐쇄군 이어야 하고, 동물 복지의 양질의 기준을 갖춘 잘 통제된 무균 환경에서 수용되어야 한다. 원료 동물은 알려진 병원균과 감염성 질병으로부터 지속적으로 자유롭기 위하여 적절한 생물학적 보안과 감시를 통해 광범위하게 검사되어야 한다.
3. 이종이식은 이식 조직(graft)의 거부 반응과 이식 조직의 기능 부작용 및 수령자에게 알려지거나 알려지지 않은 감염성 질병의 전파를 포함한 위험들을 수반하는 복잡한 과정이다. 이식 수령자뿐만 아니라 친밀한 접촉자 또는 더 넓은 인간이나 동물군으로 감염될 수 있는 변질된 심각한 위험이나 새로운 감염의 위험이 있다.
4. 이러한 광범위한 공동체에 대한 위험으로 인하여 이종이식 임상시험 및 절차는 유효하게 규정되어야 한다. 해당 국가의 정부에 의한 유효한 규정이 존재하지 않으면 이종이식을 시행해서는 안된다. 규정은 불법절차를 금지하고 법적 요건의 시행을 강화하기 위한 효력을 가진 법적 근거를 가져야 한다. 그 규정 체계는 공정해야 하며, 과학적·윤리적 평가를 포함하여야 하고 대중의 참여를 포함하여야 한다.
5. 공동체에 대한 위험으로 인하여 제안된 이종이식 임상시험은 위험과 균형을 맞추기 위해 높은 수준의 기대 이익을 가져야 한다. 이 기대치의 수준은 위험을 수준에 준하여야 한다. 안전과 효율의 수준은 국제적인 과학계의 권고에 따라야 하며, 가능한 경우, 가장 연관이 있는

동물모델을 사용한 철저한 전임상연구를 요구하여야 한다. 임상시험 제안자는 위험을 평가하고 그 위험을 최소화 할 수 있는 방법을 결정하기 위해서 규제 당국이 요구한 모든 정보를 제공하여야 한다.

6. 이종이식 임상시험 제안자는 특정 환자군에서 개별적인 임상시험의 실시를 명확하게 정당화할 수 있어야 한다. 환자 선별은 임상시험에서 요구하는 특별한 조건을 자발적으로 수용한 환자에게 제공한 충분한 정보에 의한 동의에 기초하여야 한다. 환자 및 친밀한 접촉자들은 규정을 준수하기 위해서 치료에 대한 교육을 실질적으로 받아야 한다.
7. 이종이식에의 참여는 일반적으로 동물과 환자의 시료, 사전 및 사후 처리뿐만 아니라 기록의 장기 보관을 요구할 것이다. 수령자와 가능한 경우 그들의 친밀한 접촉자들에 대해서는 평생추적 관찰을 요구할 것이다. 임상시험 결과물은 철저하게 분석되어야 한다. 이종이식 제품의 수령자는 공여동물의 추적과 더불어 적합한 데이터베이스로 등록되어야 하지만, 환자의 개인정보의 보호는 보장되어야 한다. 지속되는 임상시험에서 제안자를 규제하기 위한 어떠한 사건이 발생된다면, 모든 기록, 데이터 및 저장된 시료에 대하여 규제 당국이나 다른 지정 기관으로의 이관과 같은 적절한 규정이 있어야 한다.
8. 의료팀은 적절한 전문가를 두어야 하고 환자, 의료팀 및 공동체에 대한 위험을 이해하여야 한다. 공동체에 대한 감염성 질병의 위험으로 인하여 이종이식과 관련된 감염의 어떠한 징후에 대해서도 적시에 파악하고 대응할 긴급 계획을 가진 경계 및 감시를 위한 체계를 갖춰야 한다.
9. 정보를 교환하는 것, 불법적인 이종이식을 금지하는 것, 국가에 대해 지원하는 것, 그리고 의심되는 감염에 대한 경계, 감시 및 대응과 같이 이종이식을 조정하는 국제적인 체계가 필요하다.
10. 성공적인 이종이식의 잠재적인 이익으로 인하여, 고려사항은 이 치료법에 대하여 처음부터 장래까지 정당하게 접근하도록 하여야 하며, 공공부문은 이종이식 연구와 개발을 지원하도록 장려되어야 한다.

[WHO에 대한 권고]

1. WHO는 이종이식을 위한 국제적 대응 계획을 개발하고 지원하기 위한 전용 수단을 갖추어야 한다.
2. WHO는 회원국들에게 자국 내에서의 이종이식 실행을 평가하기 위한 요건을 고지하여야 한다.
3. WHO는 회원국들에게 이종이식을 규정하기 위한 자국의 능력을 평가하는 것과 자국 내의 이종이식 실행을 식별하는 것에 대한 가능한 범위를 권고하여야 하고, 요청이 있을 경우, 그에 대한 지원을 하여야 한다.
4. WHO는 성공적인 이종이식의 잠재적인 이익과 이종이식용 관광(xenotourism)을 포함하는 규제받지 않는 이종이식의 위험성에 대한 공중의 인식을 촉진하여야 한다.
5. WHO는 모든 이종이식 감염성 질병의 발병을 적시에 확인하고 대응할 체계를 준비해야 한다.
6. WHO는 전세계 이종이식 실행에 관한 데이터베이스의 지원을 지속해야 한다.
7. WHO는 이종이식 임상시험의 등록부를 유지하고 이종이식 및 이종이식과 관련된 병원균을 검사할 수 있는 특화된 실험실들에 대한 측면을 회원국에게 조언할 수 있는 전문가들의 목록을 유지하여야 한다.
8. WHO는 성공적인 이종이식 제품에 대한 장래의 정당한 접근을 촉진해야 한다.

[회원국들에 대한 권고]

1. 회원국들은 자국 내에서의 이종이식 실행의 확인을 위한 즉각적인 조치를 취하여야 하며 불법적인 이종이식 실행을 금지하여야 한다. 회원국들은 이러한 실행과 위험에 관한 공중의 인식을 촉진해야 한다.
2. 회원국들은 공중보건 당국이 자국 외에서 이종이식 제품을 수여받기 위하여 여행하는 환자들을 포함한 이종이식의 감염 위험을 인식하여야 하며, 그러한 감염에 대하여 적시에 확인하고 대응할 준비 계획을 가지고 있어야 한다.
3. 회원국들은 이종이식을 규정하고, 규제받지 않는 이종이식을 금지하며

규정을 준수하지 않는 것에 대한 적절한 제재 권한을 가지고 있는지를 결정하기 위해 자국의 법을 검토하여야 한다.

4. 회원국들은 이종이식을 효율적으로 규정하기 위한 수단 및 능력을 갖추고 있는지에 대하여 평가하여야 한다. 만약 그들이 이러한 수단과 능력을 갖추고 있지 않다면, 자국 내에서의 이종이식은 금지하여야 한다.
5. 어떤 회원국이 이종이식을 규제하기 위한 능력을 가지고 있고 이종이식을 수행해야만 한다고 확신한다면, 자국 내에 효율적인 국가 등록처와 규제 절차가 마련되어 있다는 것을 보장하여야 한다.

[이종이식 제품을 사용하는 임상시험 시험자들 및 제안자들에 대한 권고]

1. 시험자들은 원료동물이 생물학적 보안의 높은 수준을 갖춘 잘 통제된 무균 환경에서 사육된 알려진 특정 무균 동물의 폐쇄군을 사용하여, 가능한 한 안전하고 그러한 목적을 위해 사육되었다는 점을 보장하여야 한다.
2. 시험자들은 일반적으로 인간이 아닌 영장류동물 시험의 안전성과 효율성에 관한 적절한 전임상 결과가 포함된 임상시험의 명확한 정당성을 제공하여야 한다.
3. 시험자들은 효과적인 대체 치료법이 없는 사람, 위험과 평생추적관찰에 대한 준수 요건을 포함한 절차의 중요성에 대하여 이해한 사람, 그에 따라 자신들의 행동을 조정할 수 있는 사람들을 임상시험 대상자로 선발하여야 한다.
4. 시험자들은 이식 물질을 제공하고 임상시험과 감시를 수행할 수 있는 적절한 훈련을 받은 경험있는 인력을 제공하여야 한다.
5. 시험자들은 임상시험을 감독하는 공중보건 당국과 효과적인 의견 교환을 위한 포괄적인 계획을 가지고 있어야 한다.
6. 시험자들은 이식 후 환자의 장기적인 추적, 이종이식과 관련된 발생 가능한 감염 사건의 적시의 확인, 기록 및 관리에 대한 포괄적인 계획을 가지고 있어야 한다.
7. 시험자들은 절차 전후상 적절한 시료의 저장과 국내 규제 지침에 따라 일반적으로 30~50년 동안 시료와 기록의 유지를 보장하여야 한다.

참고문헌

제1장

1 권복규 · 김현철 지음, 생명윤리와 법, 이화출판, 2014(제3판), 18-19면 참조.

2 폴 뇌플러 지음, 김보은 옮김, GMO 사피엔스의 시대, 반니, 2016, 174면 참조.

3 https://www.konibp.kr.

4 http://www.thehastingscenter.org.

5 https://kennedyinstitute.georgetown.edu.

6 충분한 정보에 의한 동의의 자세한 내용에 관해서는, 박수헌, IRB와 법의 이해, 유원북스, 2019, 92-111면 참조; Sandra H. Johnson, Robert L. Schwartz, Robert Gatter, Elizabeth Pendo, *Bioethics and Law in a Nutshell*, 2nd ed., West Academic Publishing, 2016, 25-26면 참조.

7 데이비드 펠드슈 박사는 1992년 터스키기 매독연구의 역사를 기초로 해서 미스 에버스 보이즈(Miss Evers' Boys)라는 제목의 연극대본을 썼고, 1997년 미국 HBO 방송국에서 TV용 영화로 만들었다. 이 연극대본은 1992년 퓰리처상 드라마부분에서 2등에 올랐고, 영화는 에미상 12개 부분에 후보로 올라 3개 부문에서 상을 받았다.

8 인간대상연구에 대한 자세한 내용에 관해서는, 박수헌, IRB와 법의 이해, 유원북스, 2019 참조.

9 비첨/칠드레스 지음, 최경석 외 옮김, 생명의료윤리의 원칙들, 이화여자대학교 생명의료법연구소, 2014, 265-348면 참조.

10 비첨/칠드레스 지음, 최경석 외 옮김, 생명의료윤리의 원칙들, 이화여자대학교 생명의료법연구소, 2014, 369면. 그리고 선행의 원리에 대한 상세한 내용에 대해서는, 앞의 책, 349-425면 참조.

11 Joseph P. DeMarco & Gary E. Jones, *Bioethics–Legal and Clinical Case Studies*, Broadview Press, 2017, 34면 참조.

12 권복규 · 김현철 지음, 생명윤리와 법, 이화출판, 2014(제3판), 51면 참조.

13 기관생명윤리위원회에 대한 자세한 내용에 관해서는, 박수헌, IRB와 법의 이해, 유원북스, 2019 참조.

14 취약한 환경에 있는 시험대상자에 대한 자세한 내용에 관해서는, 박수헌, IRB와 법의 이해, 유원북스, 2019, 112-122면 참조.

15 Sandra H. Johnson & Robert L. Schwartz, *Bioethics and Law in a Nutshell*, West, 2009, 15-22면 참조; Jerry Menikoff, *Law and Bioethics*, Georgetown University Press, 2001, 1-3면 참조; Michael Freeman, *Law and Bioethics*, Oxford University Press, 2008, 6, 53, 78면 참조; 권복규 · 김현철 지음, 생명윤리와 법, 이화여자대학교출판부, 2009(개정판), 9-10면, 22면 참조.

16 Joseph P. DeMarco & Gary E. Jones, *Bioethics–Legal and Clinical Case Studies*, Broadview Press, 2017, 63면 참조.

17 유튜브-탈리도마이드-동물실험. 수정판(동물실험의 오류에 대한 심각성이 탈리도마이드 약화 사고와 관련하여 나타냄); 유튜브-재앙을 막아낸 공무원(미국 FDA의 캘시 박사 이야기). 최근에는 동물실험을 거치지 않고 약물이 모든 장기에 미치는 영향을 한 번에 알아볼 수 있는 '장기 칩'이 연구 · 개발되었다(조선일보, 그간 애썼다 생쥐야… 이젠 '칩 속의 인간'으로 신약 개발, 2018. 3. 15). 신약 개발에 앞서 동물실험을 반드시 거칠 것을 요구하는 것은 1938년 미국법인 FDCA에서 최초로 규정되었다. 이 법은 1937년 발생한 엘릭설 설파닐라마이드 사건의 결과였다. 미국 테네시주의 마센길 제약회사가 쓴 맛을 없앤 아동용 물약 항생제를 만들기 위해 다이에틸렌글라이콜(DEG)을 용매로 사용하였는데, 그 결과 130여 명의 아동이 사망하였던 것이다. 이때만 하더라도 법에서 동물실험을 먼저 해야 한다는 규정은 없었고 약의 안전성에 대한 규정도 없었다.

18 이 선언의 전문에 대해서는, 박수헌, IRB와 법의 이해, 유원북스, 2019, 부록 II. 참조.

19 이 지침의 전문에 대해서는, 박수헌, IRB와 법의 이해, 유원북스, 2019, 부록 III. 참조.

제 2 장

1 김호연, 새로운 유전학(New Genetics), 과거 우생학(Eugenics)의 재현인가?, 인문과학연구 32, 2012. 3, 193면, 198-199면 참조.

2 마이클 샌델 지음/강명신 옮김, 생명의 윤리를 말하다, 동녘, 2010, 104-127면 참조.

3 김호연, 새로운 유전학(New Genetics), 과거 우생학(Eugenics)의 재현인가?,

인문과학연구 32, 2012. 3, 193면, 198-199면 참조.

4 제레미 리프킨, 바이오테크 시대, 민음사, 1999, 280-281면 참조.

5 폴 뇌플러 지음, 김보은 옮김, GMO 사피엔스의 시대, 반니, 2016, 222면 참조. 우리의 경우는 1940년대 경성아동연합보건회 주최로 당시 열악한 위생과 영양 상태를 개선하기 위한 공적 사업의 일환으로 개최되었고, 1957년부터 '비락'이라는 기업에서, 1971년부터 남양분유와 문화방송이 주최하였다가 1980년대에 없어졌다.

6 유튜브-EBS 다큐프라임 법과 정의 1부에서 이 벅 대 벨 사건에 대해 잘 설명하고 있다.

7 마이클 리프/미첼 콜드웰 지음, 금태섭 옮김, 세상을 바꾼 법정, 2006, 궁리, 622-634면 참조.

8 폴 뇌플러 지음, 김보은 옮김, GMO 사피엔스의 시대, 반니, 2016, 230면 참조.

9 Jeremy Rifkin, *The Biotech Century*, Jeremy P. Tarcher/Penguin, 1999, 128면 참조.

10 폴 뇌플러 지음, 김보은 옮김, GMO 사피엔스의 시대, 반니, 2016, 238면 참조.

11 폴 뇌플러 지음, 김보은 옮김, GMO 사피엔스의 시대, 반니, 2016, 230-31면 참조.

제 3 장

1 제레미 리프킨, 바이오테크 시대, 민음사, 1999, 281면 참조.

2 동아일보, 네이처 "가장 완벽한 유전체 정보," 2016. 10. 6.

3 조선일보, 머지 않은 '10만원 개인 게놈시대' … 한국에선 그림의 떡, 2017. 2. 14.

4 유전자검사에 관한 일반적 내용에 대해서는, 유튜브-유전자검사-YTN 사이언스 참조.

5 Jeremy Rifkin, *The Biotech Century*, Jeremy P. Tarcher/Penguin, 1999, 133-134면 참조.

6 Jeremy Rifkin, *The Biotech Century*, Jeremy P. Tarcher/Penguin, 1999, 134-135면 참조.

7 폴 뇌플러 지음, 김보은 옮김, GMO 사피엔스의 시대, 반니, 2016, 168면 참조; Michelle Bayefsky & Bruce Jennings, *Regulating Preimplantation Genetic Diagnosis in the United States*, Palgrave Macmillan, 2015, 7-10면 참조. 착상

전 유전자검사를 통해 유전적으로 우월한 배아로부터 출생한 인간(=우성인간)과 자연상태에서 출생한 인간(=열성인간) 간의 계급사회를 묘사한 1997년에 제작된 영화 '가타카(Gattaca)'는 우성인간이 주도하는 우생학이 지배하는 세상을 흥미롭게 묘사하고 그 위험성을 경고한다.

8 중앙일보, "신장암·전립선암 조심하세요" 3만여 개 내 유전자가 경고했다, 2017. 3. 15.

9 장대익, 다윈의 식탁, 김영사, 2008, 96면, 115면 참조. 그러나 저자는 이 책에서 유전자를 청사진으로 비유하는 유전자결정론에 대해서 이념적으로 나쁘기 때문이 아니라 사실이 아니기 때문에 거부해야 한다고 한다. 왜냐하면, 유전자는 표현형을 결정하지 못하고 환경과의 상호작용을 통해 표현형을 산출할 수 있을 뿐이기 때문이라고 한다. 같은 책, 115면 참조.

10 동아일보, 인간의 키-얼굴-성격 결정하는 '유전자 상호작용 지도' 나왔다, 2019. 8. 12.

11 제레미 리프킨, 바이오테크 시대, 민음사, 1999, 306-307면 참조.

12 폴 뇌플러 지음, 김보은 옮김, GMO 사피엔스의 시대, 반니, 2016, 235-236면 참조.

13 리처드 C. 프랜시스 지음, 김명남 옮김, 쉽게 쓴 후성유전학, 2013, 시공사, 7-8면 참조.

14 케빈 데이비스 지음, 우정훈 등 옮김, 천달러게놈, 2013, MID, 280면 참조.

15 폴 뇌플러 지음, 김보은 옮김, GMO 사피엔스의 시대, 반니, 2016, 158면 참조.

16 제레미 리프킨, 바이오테크 시대, 민음사, 1999, 293면 참조.

17 케빈 데이비스 지음, 우정훈 등 옮김, 천달러게놈, 2013, MID, 286면 참조.

18 조선일보, 美 FDA, '가정용 유방암 유전자 검사' 승인…국내선 '요원', 2018. 4. 10.

19 메디케이트뉴스, 미국에서는 DTC 유전자 검사 어떻게 관리하고 있을까, 2018. 12. 20.

20 동아일보, 구글의 '인간 500세 프로젝트' … 늙지 않는 동물 찾아냈다, 2018. 1. 29.

21 유전자조작의 장점과 단점에 대해서는, 유튜브-유전자기술, 바이오기술의 정점(세계미래포럼)에서 잘 설명하고 있다.

22 폴 뇌플러 지음, 김보은 옮김, GMO 사피엔스의 시대, 반니, 2016, 332면 참조.

23 "유전자치료와 같은 첨단 바이오 의료기술에서는 기술융합화로 산업 간 경계가 무너지고 대신 통합화를 통해 정밀의료(Precision Medicine) 등 새로운 가치

창출을 통한 신규 서비스 개발과 서비스 최적화 실현이 가능하게 되었다. 이러한 가능성을 실현하기 위해서는 개별적인 포지티브 규제가 아니라 네거티브 규제와 인프라 구축을 통한 복합적인 생태계 규제 완화가 필요하다고 보아 기존의 규제와는 다른 규제체계의 구축이 요구된다." 박수헌, BioINpro 2018년 vol. 56호, 9면 참조.

24 우리와는 달리 미국의 경우에는 유전자치료연구를 수행하기 위한 허용 요건과 같은 법적 제한은 없고 국립보건원(National Institute of Health, NIH)이 유전자치료연구의 안전성 보장 및 연구대상자의 보호에 대한 가이드라인인 「재조합 및 합성 핵산분자 포함 연구 가이드라인」(NIH Guidelines for Research Involving Recombinant or Synthetic Nucleic Acid Molecules (Nov. 2013 제정, April 2016 개정)을 통해 유전자치료연구를 규제하고 있다. 미국의 유전자치료연구의 규제 역사 및 이 가이드라인의 내용에 대해서는, 박수헌, 유전자치료연구에 대한 미국 국립보건원(NIH)의 규제 고찰, 생명윤리정책연구 제9권 제2호, 2015. 12, 1-24면 참조. 미국의 유전자치료 관련 법제에 대해서는, 박수헌, 미국의 유전자치료 규제 관련 법제, 한국법제연구원 최신외국법제정보 2015년 제7호, 2015. 12. 9, 2-14면 참조.

25 폴 뇌플러 지음, 김보은 옮김, GMO 사피엔스의 시대, 반니, 2016, 15, 24, 27, 29-31면 참조. 폴 뇌플러는 또한 '맞춤아기의 윤리적 딜레마'(The ethical dilemma of designer babies)라는 주제로 행한 인터넷 강연(ted.com, 18분)에서 맞춤아기의 경우에는 공격성과 자아도취가 매우 높고, 유전자가위를 이용하고, 우생학의 염려가 있다고 하였다; 영화 '마이 시스터즈 키퍼'(My sister's keeper)는 혈액암을 앓고 있는 언니의 생명을 구하기 위해 착상 전 유전자검사를 통해 맞춤으로 태어난 여동생의 신체에 대한 자기결정권 행사와 관련한 내용을 포함하여 맞춤아기의 생명윤리문제와 법적 문제를 잘 보여준다.

26 동아일보, '유전자 가위 약점 보완' 기술… '인공 합성 게놈' 연구 주목!, 2019. 1. 25.

27 김진수, 유전자가위기술을 적용한 유전자 치료 연구, 2016 생명윤리정책 토론회, 61면 참조.

28 폴 뇌플러 지음, 김보은 옮김, GMO 사피엔스의 시대, 반니, 2016, 252-255면. 유전자편집기술의 장점과 단점에 대해서는, 유튜브-유전자가위기술(KBS) 참조. 영화 '스플라이스(Splice)'는 단백질을 추출하여 난치병을 치료할 수 있는 치료제 개발을 위한 키메라의 탄생과 그러한 키메라의 위험성뿐만 아니라 동물과 인간의 유전자를 재조합하여 키메라를 탄생시킨 과학자들의 호기심과 생명윤리 준수의무의 충돌, 그리고 그런 키메라가 인간 사회의 생태계에 미칠 우려

등을 흥미롭게 나타낸다.

29 동아사이언스, 크리스퍼(CRISPR), 안전한 활용범위 어디까지 일까, 2016. 3. 13.

30 유전자변형 인간에 대한 생명윤리문제뿐만 아니라 2017년 7월에 개봉된 영화 '옥자'에서는 유전자를 조작하여 탄생시킨 수퍼돼지 옥자를 소재로 하여 유전자변형기술의 장점(더 튼튼하고 이로운 동식물 생산, 질병치료에 기여, 환경오염 방지 등)과 단점(인간 마음대로 생명을 조작, 동물의 권익과 복지 침해 등)에 대해 숙고할 수 있는 장을 마련하였다.

31 조선일보, 불량 유전자만 싹둑, 심장병 대물림 막는다, 2017. 8. 3.

32 동아일보, 세계 최초 '유전자 편집' 쌍둥이 中서 출산?…"인간 상대 실험 비윤리적" 발칵, 2018. 11. 27.

33 동아일보, WHO, '유전자 편집' 논란에 연구지침 마련 나선다, 2018. 12. 4.

34 BioINwatch: 18-89, 제2차 인간 유전자편집 정상회담 개최, 생명공학정책연구센터('18. 12. 13). 인간 유전자편집 정상회담은 인간 유전자편집 연구와 관련된 과학적, 윤리적 및 거버넌스 문제를 논의하기 위해 세계 20여 개국의 과학자들이 참여하는 대규모 국제회의로 2015년 미국 워싱턴 디시에서 제1차 회의가 개최되었다.

제 4 장

1 권복규 · 김현철 지음, 생명윤리와 법, 이화출판, 2014(제3판), 167-168면 참조.

2 헨리에타 랙스의 삶 등에 관한 상세한 내용은, 레베카 스클루트 지음, 김정한 · 김정부 옮김, 헨리에타 랙스의 불멸의 삶, ㈜문학동네, 2012 참조; 헬스코리아뉴스, 헬라세포 유전자정보 가족동의 받아라, 2013. 8. 9.

3 이언 윌머트/로저 하이필드 지음, 이한음 옮김, 복제양 돌리 그 후, 사이언스북스, 2009, 211면 참조.

4 이언 윌머트/로저 하이필드 지음, 이한음 옮김, 복제양 돌리 그 후, 사이언스북스, 2009, 206-207면 참조.

5 권복규 · 김현철 지음, 생명윤리와 법, 이화출판, 2014(제3판), 168-170면 참조.

6 박수헌, 줄기세포연구와 중개연구에 있어서 연구대상자 보호의 규제에 관한 고찰, 생명윤리정책연구 제8권 제1호, 2014. 6, 57-79면 참조; 박수헌, 미연방정부의 자금지원을 통한 인간배아줄기세포연구의 규제, 토지공법연구 제44집, 2009, 395-415면 참조.

7 이동률, 비동결 난자의 연구목적 사용 한계와 필요성, 2016 생명윤리정책토론

회, 7면 참조.

8 권복규 · 김현철 지음, 생명윤리와 법, 이화출판, 2014(제3판), 170-179면 참조.

9 박수헌, 줄기세포연구와 중개연구에 있어서 연구대상자 보호의 규제에 관한 고찰, 생명윤리정책연구 제8권 제1호, 2014. 6, 57-79면 참조.

10 권복규 · 김현철 지음, 생명윤리와 법, 이화출판, 2014(제3판), 170-181면 참조.

11 도나 디켄슨 지음, 이근애 옮김, 인체 쇼핑, 소담출판사, 2012, 76-104면 참조.

12 폴 뇌플러 지음, 김보은 옮김, GMO 사피엔스의 시대, 반니, 2016, 111면 참조.

13 이언 월머트/로저 하이필드 지음, 이한음 옮김, 복제양 돌리 그 후, 사이언스북스, 2009, 17-18, 124-126, 129, 343면 참조. 유튜브 - The Story of Dolly the Cloned Sheep/Retro Report/The New York Times에서 돌리 탄생에 대한 미국의 반응과 인간을 복제하여 복제인간을 만들 수 있다는 생명윤리문제 등에 대한 상세한 내용을 전하고 있다. 유튜브-cloning 101에서 돌리의 탄생과정이 상세히 언급되어 있다. 영화 '아일랜드(Island)'에서는 복제인간이란 원본인간의 고장난 장기를 대체하기 위한 수단으로만 창조되어 존재할 수 있기 때문에 목적으로서가 아닌 수단으로서의 복제인간에 대한 생명윤리문제를 다룬다. 결국, 복제인간도 원본인간과 똑같은 인간으로 취급되어야 한다는 메시지 - 우리는 복제품도 그 이하도 아니다. 우리는 하나의 인간일 뿐이다 - 를 전달한다. 영화 '6번째 날(The 6th Day)'은 인간복제를 다룬 SF 액션 스릴러로 동물복제는 허용되지만 인간복제는 법으로 금지된 상황에서 인간복제라는 기술이 정치적 · 상업적 목적으로 사용될 때 그 위험성은 더욱 커질 수밖에 없다는 경고 메시지를 전달한다. 6번째 날은 신이 인간을 창조한 날을 말하는데, 이 영화에서는 인간이 인간을 창조하는 날을 의미한다. 영화 '네버 렛 미 고(Never Let Me Go)'에서는 장기 기증을 마치면 죽어야 하는 복제인간들의 가혹한 운명을 그리고 있다. "장기를 제공하는 우리와 장기를 기증받는 원본인간은 얼마나 다른가"라는 주인공의 독백을 통해 복제인간의 인간으로서의 존엄성에 대해 질문을 던진다.

14 조선일보, 난자에 체세포 핵 주입… 中, 영장류 복제 성공했어요, 2018. 2. 7; 동아일보, 중국, 유전자 편집 원숭이로부터 5마리 원숭이 복제, 2019. 1. 25.

15 줄기세포를 이용한 재생의료연구의 생명윤리문제 등에 관한 상세한 것은, 박수헌, 재생의학연구의 윤리와 규제 in 재생의학, 군자출판사, 2018(제4판), 1393-1409면 참조.

16 제론사 사례뿐만 아니라 줄기세포연구에 참여하는 연구대상자를 보호하기 위한 규제에 대한 더 자세한 내용은, 박수헌, 줄기세포연구와 중개연구에 있어서 연구대상자 보호의 규제에 관한 고찰, 생명윤리정책연구 제8권 제1호, 2014. 6,

57-79면 참조. 줄기세포를 이용한 재생의료에 대한 실제 사례들에 대해서는 유튜브-줄기세포 참조.

17 이 법에 대한 자세한 내용에 대해서는, 김은진, 美 첨단바이오의약품 개발 관련 법률 제정의 의미, 외국입법 동향과 분석, 제5호, 2019. 9. 11. 참조.

18 박수헌, 줄기세포/재생의료 법제 연구(연구보고서), 2013, 글로벌줄기세포/재생의료연구개발촉진센터(GSRAC), 84-101면 참조. 줄기세포를 이용한 재생의료에 관한 세계 각국의 법제와 법제화 방안에 대해서는 앞의 연구보고서와 박수헌, 줄기세포/재생의료 관련 법(안) 마련 및 법제화 방안 연구(연구보고서), 2015, 글로벌줄기세포/재생의료연구개발촉진센터(GSRAC) 참조.

19 동아사이언스, 줄기세포로 파킨슨병 치료 길 열려, 2017. 8. 31; 한국일보, 일본, 만능줄기세포로 파킨슨병 치료 임상시험 추진, 2018. 7. 30; 조선일보, 돼지 몸에 인간 장기… 규제 줄줄이 풀고 달려드는 일본, 더 죄는 한국, 2019. 4. 25; BioINwatch, 일본, iPSC로 만든 각막이식 성공, 생명공학연구센터(2019. 9. 26).

20 동아일보. 日 연구진, 쥐 자궁서 인간 장기 만든다 …윤리적 문제는 여전히 숙제, 2019. 8. 1.

21 법제처 국가법령정보센터, 첨단재생바이오법 제정 · 개정이유 참조.

제 5 장

1 제레미 리프킨, 바이오테크시대, 민음사, 1999, 68-69면 참조.

2 폴 뇌플러 지음, 김보은 옮김, GMO 사피엔스의 시대, 반니, 2016, 120면 참조.

3 권복규 · 김현철 지음, 생명윤리와 법, 이화출판, 2014(제3판), 143면 참조.

4 폴 뇌플러 지음, 김보은 옮김, GMO 사피엔스의 시대, 반니, 2016, 121-125면 참조.

5 SBS, 영국서 '자연임신 같은' 체외수정 시술 첫 도입, 2016. 1. 19.

6 체외수정을 반대하는 입장의 이유 중 ①-⑤에 대해서는, 권복규 · 김현철 지음, 생명윤리와 법, 이화출판, 2014(제3판), 145-149면 참조.

7 연합뉴스, 체외수정 비판 - 미 과학자 "체외수정 출산은 '진화실험'과 다름없다" 주장, 2016. 2. 17.

8 조선일보, '시아버지 정자+며느리 난자'로 아기 173명이…, 2016. 9. 19.

9 보조생식술의 민법적 문제 중 ①②에 대한 상세한 내용에 대해서는, 권복규 · 김현철 지음, 생명윤리와 법, 이화출판, 2014(제3판), 155-157면 참조.

10 Sandra H. Johnson, *Health Law & Bioethics*, Aspen Publishers, 2009, 97-108면 참조.
11 동아일보, "엄마가 되고 싶어요" vs "강제로 아빠가 되고 싶지 않아요", 2018. 7. 28; Susan Crockin, J.D., Frozen Embryos Back in the Courts and Legislatures, ASRM News May 2018.
12 김현철 · 고봉진 · 박준석 · 최경석, 생명윤리법론, 박영사, 2014, 62-63면 참조. 2019년 7월 30일과 8월 6일 2회에 걸쳐 MBC PD수첩에서 대리모에 관한 방송을 하였다. 1부(글로벌 비즈니스, 대리모)와 2부(무허가 비즈니스, 대리모)로 구성하여 산업으로서의 대리모, 대리모를 하는 이유, 대리모 모집방법, 대리모 사업, 대리모의 법적 문제 등을 상세히 다루었다. 이 동영상은 유튜브에서 "pd수첩 대리모"를 검색하면 볼 수 있다. 영화 "Google Baby"는 대리모를 통해 아기를 가진 이스라엘 남자가 더 쉽고 더 싸게 대리모를 구할 수 있는 방법을 모색하여 인도에서 대리모를 구하여 대리모 사업을 하는 내용으로 신용카드만 있으면 대리모를 통해 아기를 생산할 수 있음을 리얼하게 그린 다큐이다.
13 권복규 · 김현철 지음, 생명윤리와 법, 이화출판, 2014(제3판), 63-64면 참조.
14 권복규 · 김현철 지음, 생명윤리와 법, 이화출판, 2014(제3판), 160-162면.
15 KBS, 인도 '대리모 산업' 논란 … 종교 · 생계 문제 겹쳐, 2017. 7. 19.

제 6 장

1 권복규 · 김현철 지음, 생명윤리와 법, 이화여자대학교출판부, 2009(개정판), 126-131면 참조.
2 권복규 · 김현철 지음, 생명윤리와 법, 이화여자대학교출판부, 2009(개정판), 135-136면 참조.
3 The Washington Post, The right time to die: Canada's law allowing physician-assisted suicide faces criticism over restrictions, 2018. 11. 15.
4 유튜브-Jack Kevorkian-Retro Report New York Times에서 잭 케보키언을 상세히 조망하고 있다. 영화 "유 돈 노 잭(Yon Don't Know Jack)"은 죽음의 의사 잭 케보키언에 관한 것으로 의사조력자살을 시행하게 된 동기와 시행방법의 진화 등 고통 속에서 사느니 차라리 죽고 싶어하는 환자들의 소망을 들어주고자 한 의사로서의 잭 케보키언의 의지와 열정을 상세히 묘사하고 있다. 영화 "청원"은 인도 영화로 천재 마술사가 마술 도중 사고로 전신 마비를 당해 14년간 투병생활을 하던 중 더 이상 살 의미를 상실하여 법원에 안락사를 청원하였

는데 기각 당한 사건을 다룬 영화이다. 안락사를 구하는 환자의 고통과 인간답게 살고 인간답게 죽을 수 있는 권리의 주장에 관한 영화이다.

5 한국일보, 신경손상·암·류마티스 고통에… 스위스로 안락사 여행 年 200명 넘어, 2015. 8. 20.

제 7 장

1 김현철·고봉진·박준석·최경석, 생명윤리법론, 박영사, 2014, 196-197면 참조.

2 Kaitlyn Hansen, Futile Care, Experimental Treatments, and the Right to Try Movement: Could the Charlie Gard Case Happen in America?, *52 Suffolk U. L. Rev. 87*, 89면 (2019) 참조.

3 문화일보, 희귀병 앓는 아기 연명치료 중단 판결 논란, 2017. 6. 28; 동아일보, "23개월 알피에게 천사의 날개가 돋았다"… 연명치료 논란 英아기 끝내 숨져, 2018. 4. 30; Kaitlyn Hansen, Futile Care, Experimental Treatments, and the Right to Try Movement: Could the Charlie Gard Case Happen in America?, *52 Suffolk U. L. Rev. 87*, 87-88면 (2019) 참조.

4 김현철·고봉진·박준석·최경석, 생명윤리법론, 박영사, 2014, 197-199면 참조.

5 마이클 리프/미첼 콜드웰 지음, 금태섭 옮김, 세상을 바꾼 법정, 2006, 궁리, 92-99면 참조.

6 권복규·김현철 지음, 생명윤리와 법, 이화여자대학교출판부, 2009(개정판), 136-137면 참조; 안젤로 E. 볼란데스 지음, 박재영·고주미 옮김, 우리 앞에 생이 끝나갈 때 꼭 해야 하는 이야기들, 청년의사, 2016, 187-193면 참조.

7 Sandra H. Johnson, *Health Law & Bioethics*, Aspen Publishers, 2009, 129-134면, 139면 참조.

8 김현철·고봉진·박준석·최경석, 생명윤리법론, 박영사, 2014, 204면 참조.

제 8 장

1 박수헌, 낙태에 관한 미국 판례법 경향, 청파법학 vol. 5, 2011, 147-187면 참조.

2 낙태반대와 찬성의 이유에 관한 상세한 내용은, 권복규·김현철 지음, 생명윤리

와 법, 이화출판, 2014(제3판), 121-129면 참조.

3 심상덕/최안나, "낙태문제에 있어 의학적 쟁점에 관한 고찰", 김찬진 · 김현철 · 박수헌 · 배인구 · 신동일 · 심상덕 · 이영애 · 최안나 · Gunnar Duttge, 초기 인간 생명보호를 위한 제언, 세창출판사, 2012, 38-41면 참조.

4 Sandra H. Johnson, Robert L. Schwartz, Robert Gatter, Elizabeth Pendo, *Bioethics and Law in a Nutshell*, 2nd ed., West Academic Publishing, 2016, 53-55면 참조.

제 9 장

1 김현철 · 고봉진 · 박준석 · 최경석, 생명윤리법론, 박영사, 2014, 178-179면 참조.

2 2019년 8월 기준 장기이식 대기자는 3만 9,301명으로 2018년 3만 7,217명, 2017년 3만 4,187명, 2016년 3만 286명, 2015년 2만 7,444명 등 장기이식 대기자는 매년 약 3,000명씩 늘고 있다. 이에 반해, 기증자는 2018년 3,396명, 2017년 2,897명, 2016년 2,886명, 2015년 2,569명 등으로 장기이식 대기자 규모의 10분의 1에도 미치지 못하고 있다. 또한, 장기기증 희망 등록자도 2018년 7만 763명, 2017년 7만 5,915명, 2016년 8만 5,005명, 2015년 8만 8,524명, 2014년 10만 명 이상 등으로 매년 감소추세에 있다. 그리고 장기이식 대기자의 평균 대기기간은 2018년 1,220일로 2015년 1,185일, 2014년 1,110일에 비해 길어졌다(동아일보, 장기이식 대기자 4만명 육박… 기증자는 줄어 1,220일 기다려, 2019. 10. 14). 이처럼 우리는 장기 기증에 있어서 후진국을 벗어나지 못하고 있는 실정이다(조선일보, 뇌사 아들 장기로 7명을 살렸는데 '자식 판 잔인한 어미'라니…, 2019. 10. 19).

3 조선일보, 냉동 장기 급속 해동 기술 개발… "이식용 장기 부족 해결될 것", 2017. 3. 2.

4 동아일보, 몸은 죽고 뇌만 살아있다면… 온전한 인간으로 봐야 하나, 2018. 10. 19.

5 권복규 · 김현철 지음, 생명윤리와 법, 이화출판, 2014(제3판), 96-101면 참조.

6 Sandra H. Johnson, Joan H. Krause, Richard S. Saver and Robin Fretwell Wilson, *Health Law & Bioethics*, Wolters Kluwer, 2009, 128면 참조.

7 Gregory E. Pence 저, 김장한 등 공역, 의료윤리 II, 광연제, 2004, 241-246면 참조.

8 Sandra H. Johnson, Joan H. Krause, Richard S. Saver and Robin Fretwell Wilson, *Health Law & Bioethics*, Wolters Kluwer, 2009, 123면 참조.

9 권복규·김현철 지음, 생명윤리와 법, 이화출판, 2014(제3판), 268-274면 참조; 박수헌, 이종이식의 법적 문제와 규제, 생명윤리정책연구, Vol. 2 No. 1, 2008. 4, 45-64면 참조. EBS, 과학다큐 비욘드, 바이오 이종장기-생명연장의 열쇠인가(이종이식에 관한 전반적인 내용을 잘 보여주고 있음), 2017. 5. 18.

10 하디와 동료들이 미시시피 대학에서 역사상 최초로 침팬지 심장을 인간에게 이식하는 수술을 1964년에 하였고, 그 이후 바분원숭이(2), 침팬지(3), 양(1), 돼지(2) 등을 사용한 이종이식 임상시험이 있었다.

11 조선일보, 돼지 몸에서 인간세포가 자라네, 2017. 1. 27.

12 동아일보, 돼지 장기의 인간 이식 시대 열렸다…美 연구팀, 돼지 유전자 편집 성공, 2017. 8. 11.

13 이 사건에 대한 상세한 내용은, Gregory E. Pence 저, 김장한 등 공역, 의료윤리 II, 광연제, 2004, 211-234면 참조.

14 권복규·김현철 지음, 생명윤리와 법, 이화출판, 2014(제3판), 259-263면 참조.

15 박수헌, 동물보호법과 이종이식에서의 공여동물의 보호, 강원법학 제27집, 2008. 12, 11-32면 참조.

16 권복규·김현철 지음, 생명윤리와 법, 이화출판, 2014(제3판), 273면 참조; 권복규·김현철 지음, 생명윤리와 법, 이화여자대학교출판부, 2009(개정판), 263면 참조.

17 이종이식에 있어서 평생추적관찰의 법적 문제점에 대한 상세한 내용은, 박수헌, 이종이식에 따른 평생추적관찰을 강제하기 위한 미국의 규제법적 방안, 공법연구 제37집 제1-2호, 2008, 259-288면 참조.

그림출처

그림 1. 네이버, 미국 우생학협회 이미지

그림 2. 매일경제, 유전자 조작…'노화정복' 길 여나, 2016. 2. 4

그림 3. 조선일보, 불량 유전자만 싹둑, 심장병 대물림 막는다, 2017. 8. 3

그림 4. 폴 뇌플러 지음 | 김보은 옮김, GMO 사피엔스의 시대, 반니, 2016, 93면 그림 3.3

그림 5. 네이버 지식백과, 복제양 돌리

그림 6. 조선일보, 세 사람 DNA 결합 … '부모가 셋'인 아기 탄생, 2016. 9. 28

그림 7. 조선일보, 당뇨 환자에게 '돼지 췌도 이식'…한국서 첫 성공 신화 쓴다, 2017. 1. 2

색 인

ㅊ

[판례색인]

[저자 소개]

고려대학교 법과대학 졸업(법학사, 법학석사, 법학박사과정 수료)
미국 인디애나대학교 로스쿨 졸업(법학석사(LLM), 법학박사(SJD))
현재 숙명여자대학교 법과대학/법학연구소 교수
현재 제5기 국가생명윤리심의위원회 위원
현재 국가줄기세포은행심의위원회 위원(위원장)
현재 국가생명윤리정책원 공용IRB 위원(제 3 위원회 위원장)
현재 (사) 대한기관윤리심의기구협의회(KAIRB) 교육위원회 이사
생명윤리와 법의 이해(저서), IRB와 법의 이해(저서), 생명윤리/(바이오)의약품법/행정법 분야 논문과 연구보고서 다수 발표

[제 2 판]

생명윤리와 법의 이해

2021년 9월 1일 제 2 판 2쇄
2020년 1월 30일 제 2 판 발행
2018년 1월 10일 초 판 발행

저 자 박수헌

발행인 이구만

발행처 유원북스

04091 서울특별시 마포구 토정로 222, 416호
(신수동, 한국출판콘텐츠센터)
대표전화 (02)593-1800 Fax (02)6455-1809
등록 2011. 9. 6. 제25100-2012-3호
www.uwonbooks.com uwbooks@daum.net

정 가 18,000원 ISBN 979-11-6288-100-2